最高の体調を引き出す超肺活

順天堂大学医学部教授
小林弘幸 著

さかえクリニック院長
末武信宏 監修

アスコム

あなたが感じている
不調はすべて
肺の力が衰えたせい
かもしれない。

はじめに

エクモが教えてくれた「肺」の重要性

新型コロナウイルス感染症（COVID19）の流行によって、ECMO《エクモ》の存在が一般にも広く知られるようになりました。

エクモは、重症患者を救う「最後の切り札」として報じられていますが、その役割は単純明快です。エクモの役割は、体外で肺の機能を人工的に代替《だいたい》し、肺を一時的に休ませて回復や治療の時間を稼ぐことにあります。

エクモのメカニズムを知ると、私たちの肺が普段どんな働きをしているのかよくわかります。

エクモによる治療は、まず太ももの付け根の静脈《じょうみゃく》にカニューレという太い管を挿入したあと、血液を体の外に取り出し、ポンプによって人工肺に血液を送ります。ここまでの血液は二酸化炭素を含んでいるため「暗い赤色」をしています。

人工肺に送られた血液は、酸素と二酸化炭素の「ガス交換」が行われ、カニューレを通して首の血管に戻されます。このときの血液は、酸素を含んでいるため「鮮やかな赤色」をしています。

このようにして、**エクモは肺の機能を代理で行い、その間に肺の回復を待ち、通常の治療ではただちに絶命してしまいかねない患者の命を救っている**のです。

私が外科研修医時代、エクモの勉強でもっとも驚いたのが、含まれているガスが二酸化炭素か酸素かによって変わる「血液の色」についてでした。

二酸化炭素を含んだ濁った血液が、人工肺を通過すると鮮やかで健康的な色に生まれ変わるさまを見て、「肺」がいかに健康状態に大きな影響を与えるかを思い知りました。

そして、知識としてはもちろん知っていましたが、**「酸素は血液に乗って全身に運ばれていく」**ということを、エクモを目の当たりにして痛感したのです。

「肺胞」のおかげで人間は生きられる

肺が担っているもっとも重要な役割は、ご存じのとおり「呼吸（ガス交換）」です。

しかし、呼吸は意識しなくてもできるため、食生活などと違って、健康を考える時おざなりにしてしまいがちです。

私たちは、食べ物から栄養を吸収しなければ生きていけませんが、同じように**肺から酸素を取り込まなければ死んでしまいます。**人間は、呼吸によって取り入れた酸素と食べ物から取り入れた栄養を結合させることで、生きるためのエネルギーを生み出しています。そのため、栄養と酸素は生命維持に絶対欠かせないものですが、数日栄養を摂らなくても生きていけるのに対し、酸素が足りないとものの数分で死んでしまいます。

酸素はそれほど大切なものなのに、いま、「たっぷり酸素を吸えていない人」がとても多くなっているのです。

酸素と二酸化炭素のガス交換の仕組み

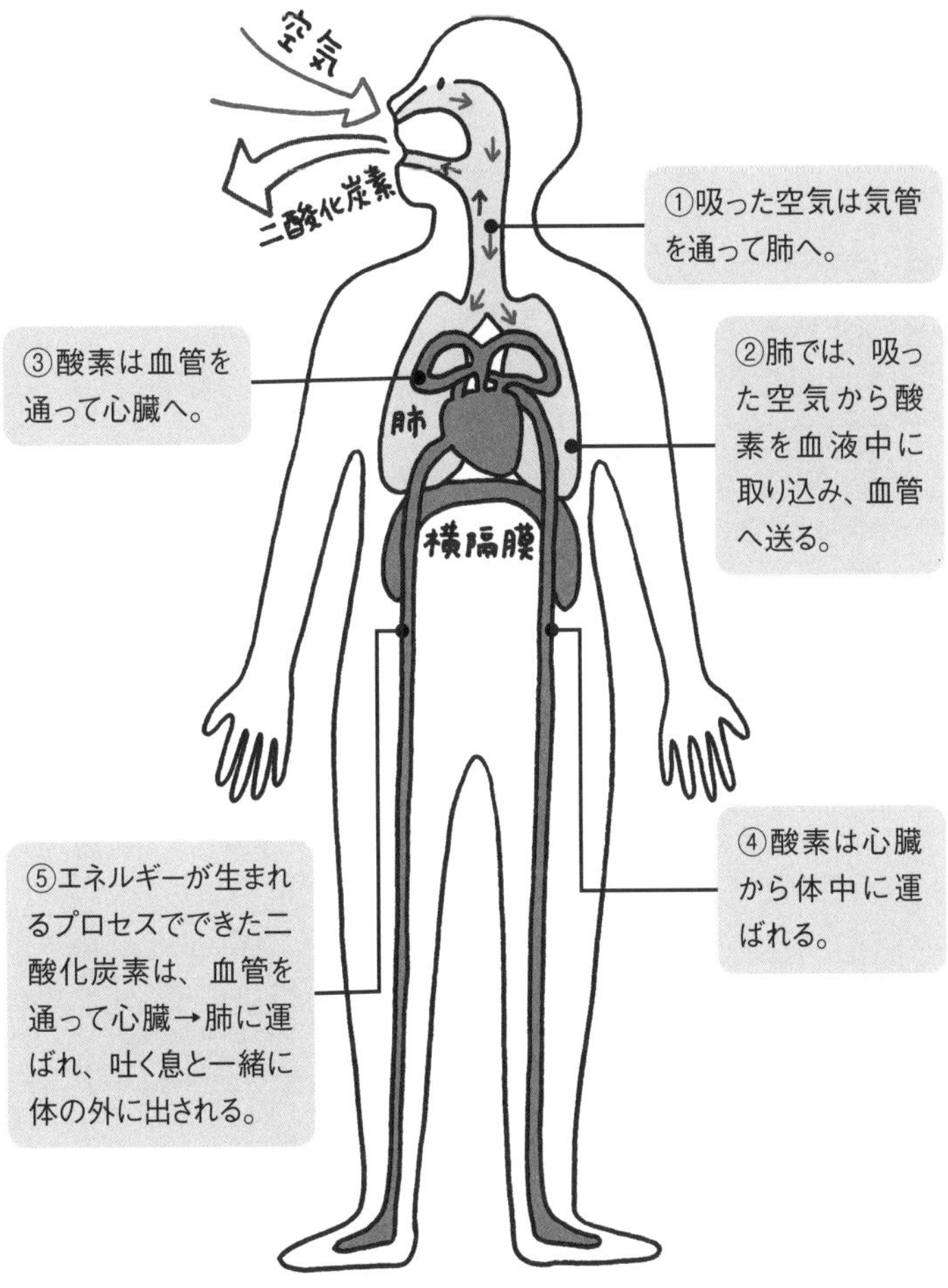
空気
二酸化炭素
肺
横隔膜
①吸った空気は気管を通って肺へ。
②肺では、吸った空気から酸素を血液中に取り込み、血管へ送る。
③酸素は血管を通って心臓へ。
④酸素は心臓から体中に運ばれる。
⑤エネルギーが生まれるプロセスでできた二酸化炭素は、血管を通って心臓→肺に運ばれ、吐く息と一緒に体の外に出される。

酸素と二酸化炭素のガス交換は、肺の中に張り巡らされた気管支の先端にある、「肺胞《はいほう》」と呼ばれる部位で行われています。肺胞の大きさはわずか0・1ミリ程度で、およそ3億から6億個あるといわれています。

肺胞には、毛細血管が網の目のように取り巻いています。

息を吸うと、酸素は3億から6億個ある肺胞の中に入り、毛細血管内の血液に溶け込んでいきます。血液は心臓に送られ、心臓から動脈を経由して全身の毛細血管に送られ、およそ1分かけて心臓に戻ってきます。

その間に、腸から吸収した栄養と酸素が結びついてエネルギーが生まれ、全身の細胞は活性化します。エネルギーが生まれるプロセスで二酸化炭素が生成され、心臓に戻る血液には二酸化炭素が溶け込んでいます。

心臓に戻ってきた血液は、肺胞に戻され、また酸素と二酸化炭素がガス交換されて、二酸化炭素は口から吐き出されていくわけです。

このように呼吸は、心臓や血液循環とも密接に関わっているため、**呼吸の質が、全身の健康状態を大きく左右する**ことになります。

肺の機能低下が、免疫力を落とす

肺の機能が弱まり、肺胞から酸素を充分に取り込めないと、全身の細胞が酸素不足に陥ります。全身に張り巡らされた毛細血管まで酸素が行き渡らないため、冷え性やむくみを引き起こし、**酸欠状態になった細胞はがん化の原因**にもなる可能性があります。

また、脳に充分な酸素が届かず、集中力が減退したり、メンタルトラブルや認知症の一因にもなります。

さらに、肺胞から充分に酸素を取り込めないと、血中の酸素濃度が下がり、足りない酸素を補うために呼吸の回数が増え、浅い呼吸になってしまいます。**浅い呼吸は、自律神経のバランスを崩す原因**です。自律神経は、血流や腸内環境と密接に関わっている健康状態を大きく左右する神経です。

自律神経のバランスが崩れると、血流や腸内環境にも不具合が生じ、血管や内臓の疾患を引き起こしたり、腸におよそ7割生息している免疫細胞の働きも悪くなります。

その結果、肺を含めた全身の免疫力が低下する危険性があります。

つまり、**ウイルスや病気に負けない強い体をつくるには、諸悪の根源である「肺の劣化」を防ぐことが絶対に必要**なのです。

肺の機能は40歳から急激に衰える

肺の機能の衰えは、自覚症状に現れにくいものです。しかし、自分はまだ若いから、あるいは体にはなんの不調もないからと、肺の健康をおざなりにするのは禁物です。風邪がなかなか治らなかったり、咳《せき》や痰《たん》が続いていたり、階段を上るくらいで息切れしてしまう人は、肺が弱っている可能性があります。

肺の機能は、20代ごろから加齢とともに誰でも低下していきます。とくに喫煙者は40代以降になって急速に機能低下が進行することがあります。

肺の機能低下とは、肺胞が壊れたり炎症を起こしたりしている状態です。こうなると、肺胞は酸素をうまく取り込めなくなってしまいます。炎症がひどくなると、慢性《まんせい》閉塞性肺疾患《へいそくせいはいしっかん》（ＣＯＰＤ）という病気を発症することがあります。重症化すると一生酸素ボンベを手放せない恐ろしい病気です。

しかし残念ながら、**肺胞は一度壊れてしまうと、再生できません。**脳細胞が壊れると二度と元通りにならないのと同じなのです。

では、加齢による肺の機能の衰えは、あきらめるしかないのか？

答えは、否《いな》です。

肺の機能は何歳になっても高めることができます。

実際、臨床の現場では、肺の手術が決まっている患者さんに、手術の1週間前から肺の機能を鍛えるためのトレーニングをしてもらいます。

肺胞そのものを復活させることはできませんが、**呼吸する力を強化し、血液に取り込む酸素量を増やすことはできる**のです。

その方法として考案したのが、本書で紹介する**「肺活トレーニング」**です。

呼吸器研究×循環器研究×自律神経学から生まれた「肺活トレーニング」

肺は胸郭《きょうかく》の中に収まっています。

胸郭とは、肋骨《ろっこつ》や胸骨、背中の胸椎《きょうつい》に囲まれたかご状の骨格のことを指します。

呼吸の際、肺そのものが膨張や収縮をしているような気がしますが、じつは肺にその機能はありません。胸郭にくっついているさまざまな筋肉が柔軟に動くことで、胸郭が広がったり縮んだりし、胸郭に連動して肺も膨張や収縮をしているのです。

呼吸のために使われる筋肉には、肋間筋《ろっかんきん》、斜角筋《しゃかくきん》、前鋸筋《ぜんきょきん》、脊柱起立筋《せきちゅうきりつきん》、横隔膜《おうかくまく》などがあり、これらは「呼吸筋」と総称されています（詳しくは153ページ）。

呼吸筋はゆっくり深い呼吸をするときに使われる筋肉です。それゆえ、肺の機能が衰えて浅い呼吸になっている人は、間違いなく呼吸筋がガチガチに硬くなるなど劣化しています。

肺胞そのものは鍛えることができなくても、呼吸筋ならアプローチが可能です。

「肺活トレーニング」は、さまざまな呼吸筋の柔軟性を高めることで、胸郭がスムーズに拡張するようにしていき、ゆっくりと深い呼吸をできるようにします。

呼吸器研究、循環器研究、運動生理学、機能解剖学、自律神経学をベースに、長年の臨床経験やトップアスリートへの指導経験から生まれた、まったく新しい肺機能改善法です。それぞれのトレーニングに確固たる「肺機能を高めるエビデンス」があるため、**血液に酸素を取り込む量を増やし、血中の酸素濃度をアップ**させます。

実践方法は、第4章をご覧いただければと思います。

肺活力を伸ばせば、血中の酸素濃度が上がる！

なぜ肺活トレーニングをすると血中の酸素濃度を高めることができるのか？

その理由は、**呼吸1回の換気《かんき》量が増える**からです。

換気量とは、呼吸によって出入りする空気の量のこと。安静時の1回の呼吸で、平均500ミリリットルの空気が呼吸器の中を出入りします。

このとき注目すべきは、500ミリリットルのうち、およそ150ミリリットルはガス交換に関与しない空気で、この量は「死腔《しくう》量」と呼ばれ、つねに150ミリリットルで一定しています。

解剖学的に死腔とは、呼吸器系の中で肺胞が存在しない部分（鼻から気管支までのスペース）のことを指します。ガス交換に直接関与していない呼吸器です。

つまり通常、呼吸1回で500ミリリットルの空気が出入りしても、肺胞に到達するまでに150ミリリットルが失われ、残った平均350ミリリットルの空気が肺胞でガス交換されているわけです。

一方、1回の換気量は、胸郭の可動域を広げ、呼吸を深くすることによって増やすことができます。

たとえば、1回の換気量が1000ミリリットルに増えれば、死腔量の150ミリリットルを引いて、850ミリリットルの空気がガス交換に使われることになります。

このことが何を意味するかというと、肺胞の機能が変わらなくても、**1回の換気量**

さえ増やせば、ガス交換に使われる酸素が増え、その結果、血中の酸素濃度も高めることができるということです。

たとえるなら、換気量を増やすこととは、パソコンのCPUを増やすことに似ています。CPUを増やせばスムーズにパソコンを動かせるように、換気量を増やすことでスムーズに酸素を取り込めるようになるイメージです。多少パソコンが古いものでも、CPUが最新なら、問題なく使うことができます。

それと同じで、肺が加齢によって多少衰えていても、換気量を増やせば、いつまでもたっぷりの酸素を体内に取り込むことができるのです。

脳細胞の衰えを防ぐために「脳トレ」が有効なのと同じで、肺の衰えを防ぎ換気量を増やすためには「肺トレ」が必要だといえます。しかし、意識的に肺を鍛えている人は少ないのが実状です。

そこで活用していただきたいのが「肺活トレーニング」です。

「肺活トレーニング」は、1回の換気量を増加させるのに絶大な力を発揮します。その効果のすごさは、第4章で紹介するモニターさんたちの肺年齢の変化をご確認いただければ明らかでしょう。

肺の強化で自律神経が整い健康のスパイラルに！

肺を鍛えることは、自律神経の視点からも大きなメリットがあります。

じつは、**呼吸こそ、自律神経を直接コントロールできる数少ない手段**なのです。

詳しくは本文で解説していきますが、ゆったりした深い呼吸は、自律神経のうち、心身をリラックスさせる「副交感神経」の働きを高めることがわかっています。

しかし、ストレスや生活習慣の乱れによって、現代人は副交感神経と逆の働きをする「交感神経」が過剰に働いて、自律神経のバランスが崩れてしまっている人が非常に多いです。

自律神経は、血液循環や体温調整、免疫機能、内臓機能などを、脳の指令とは関係なくコントロールしている生命維持装置です。

そのバランスが崩れているということは、さまざまな生活習慣病や感染症を引き起こす引き金となります。

肺活力を高め、ゆっくりと深い呼吸で自律神経を整えれば、呼吸器系のみならず、体調に間違いなく好影響を与えることができるでしょう。

これまで、ご自身の「肺」の状態に無頓着だった方も多いかと思います。

しかし、新型コロナウイルス感染症の流行によって、肺を守ることの大切さは誰もが知るところになりました。

ウイルスや細菌に負けない力強い肺を手に入れ、最高の体調を引き出すために、ぜひ本書を活用してください。

肺活力を上げれば、あなたの人生が変わります。

小林弘幸

そのまま放置したら
危険です!

「肺の機能低下」を知るための チェックリスト

- □喫煙者(過去に喫煙歴がある人も含む)
- □ぜんそくなどの呼吸器疾患がある
- □風邪が3週間以上治らないことがある
- □1日に咳が何度も出る
- □黄色や粘り気のある痰が出る
- □呼吸すると、ゼイゼイ、ヒューヒューと音がする
- □長い坂や階段を上るときに息切れする
- □歩いていると、同年代の人についていけない

□ささいなことにイライラする
□集中力が続かない
□不安やパニックになりやすい
□慢性疲労を抱えている
□肩こりや腰痛がひどい
□便秘に悩んでいる
□ぐっすり眠れない
□冷え性や肌荒れに悩んでいる

3つ以上該当する人は、
肺の機能が衰えている可能性があります。
肺活力を高めて改善していきましょう!

最高の体調を引き出す超肺活　目次

第2章

肺を鍛えると、なぜ全身がよみがえり始めるのか？

第3章 肺を強化して、最高の体調を引き出そう！

第4章
弱った肺を修復する「肺活トレーニング」のやり方

第5章

最強の相棒・腸から自律神経を整える生活習慣

●本書籍の情報は2021年3月1日時点の情報です。

第 1 章

超肺活がすべてを解決する

新型コロナウイルス感染症拡大で痛感した「肺」の大切さ

2019年12月に中国・武漢で最初の感染者が発見されて以降、私たちは新型コロナウイルス感染症の脅威に長期にわたって耐え忍んできました。

ワクチンの開発には最短でも1年の時間が必要だとわかり、ワクチン頼みの感染症対策では不充分であることを認識しました。

晴れて新型コロナウイルス感染症拡大が収束したとしても、SARSやMERSの例が示すとおり、近い将来、新しいウイルスが蔓延《まんえん》する可能性は否定できません。

いまこそ私たちは、**感染症対策として何ができるのか、個々人がしっかりと学んでおくべき**でしょう。

日本人の多くはこれまで、「マスク着用」「三密の回避」「外出自粛」「うがい・手洗い・消毒」など、「自分がウイルスに感染しない」「他人にウイルスを感染させない」ための対策を実直に続けてきました。しかし一方で、「発症しないための対策」「発症しても重症化しないための対策」については、無頓着だったといわざるを得ません。

ご存じのように、新型コロナウイルスは、感染しても多くの人が無症状か軽症で済んでいます。重症化のリスクが高まるのは、基礎疾患を持っている人や高齢者です。

基礎疾患を持っている人や高齢者がどうして重症化しやすいかというと、ひとえに「免疫力が低い」からです。つまり、**免疫力が高く、体が健康でありさえすれば、たとえウイルスに感染したとしても重症化のリスクは極めて低い**ことがわかっています。

では、**免疫力を高めるにはどうすればいいのか？**

その答えは、「肺を鍛える」ことです。

本書は、肺を鍛えることが、免疫力を高め、新型コロナウイルスのみならずあらゆる病気を予防し、最高の体調を引き出すのにいかに役立つかを、私の30年以上にわたる自律神経研究の集大成としてお伝えするものです。

人体の生命維持の要「肺」の役割を詳しく知ろう

肺を鍛えると、健康になれる。

このことをご理解いただくために、人体にとって肺がどんな役割を果たしているのか詳しく見ていきましょう。

人間や動物が生きていくためにはエネルギーが絶対に必要です。

私たちは、食べ物から栄養を吸収しなければ生きていくことができません。食べ物は口から胃を通っている間に唾液や消化液などによって分解され、吸収しやすいブドウ糖などの栄養に変わり、腸で血液の中に取り込まれています。

しかし、栄養を吸収するだけではエネルギーにはなりません。

呼吸によって取り入れた酸素と栄養が結びつくことによって、私たちは初めてエネ

ルギーを生み出しているのです。

つまり、栄養を吸収する「腸」と、酸素を取り込む「肺」は、いずれも生命を支える要《かなめ》の臓器であるといえます。

「肺胞」のおかげで私たちは呼吸ができる

呼吸をするとき、空気は鼻や口から取り込まれ、喉（咽頭《いんとう》）と、声帯がある喉頭《こうとう》を通過し、気管（気道）へと入っていきます。喉頭の入り口には喉頭蓋と呼ばれる小さな蓋があり、ものを飲み込むときはこれが自動的に閉じるため、食べ物や飲み物が気管に入るのを防げます。

気管は左右に枝分かれして気管支となり、それぞれ左右の肺につながっています。左右に枝分かれした気管支はさらに枝分かれしていき、最終的には直径0・5ミリメートルほどの太さになります。気管全体を見ると、木を逆さまにしたような形をしているため、「気管支樹」と呼ばれています。

その気管支の枝の先端にあるのが「肺胞」と呼ばれる部位です。肺胞の大きさはわずか0・1ミリ程度で、肺の中におよそ3億から6億個あるといわれています。

この「肺胞」が非常に重要です。

肺胞には毛細血管が網の目のように取り巻いています。全身を巡った血液は、心臓を経由して、肺胞まで辿り着き二酸化炭素を吐き出します。それと同時に、肺胞のなかの酸素が血液の中に取り込まれます。

これが、私たちが無意識にしている呼吸(ガス交換)のメカニズムです。

このようにして私たちは、酸素を血液に取り込み、腸から吸収した栄養と結合させ、生命活動に必要なエネルギーを生み出しているのです。

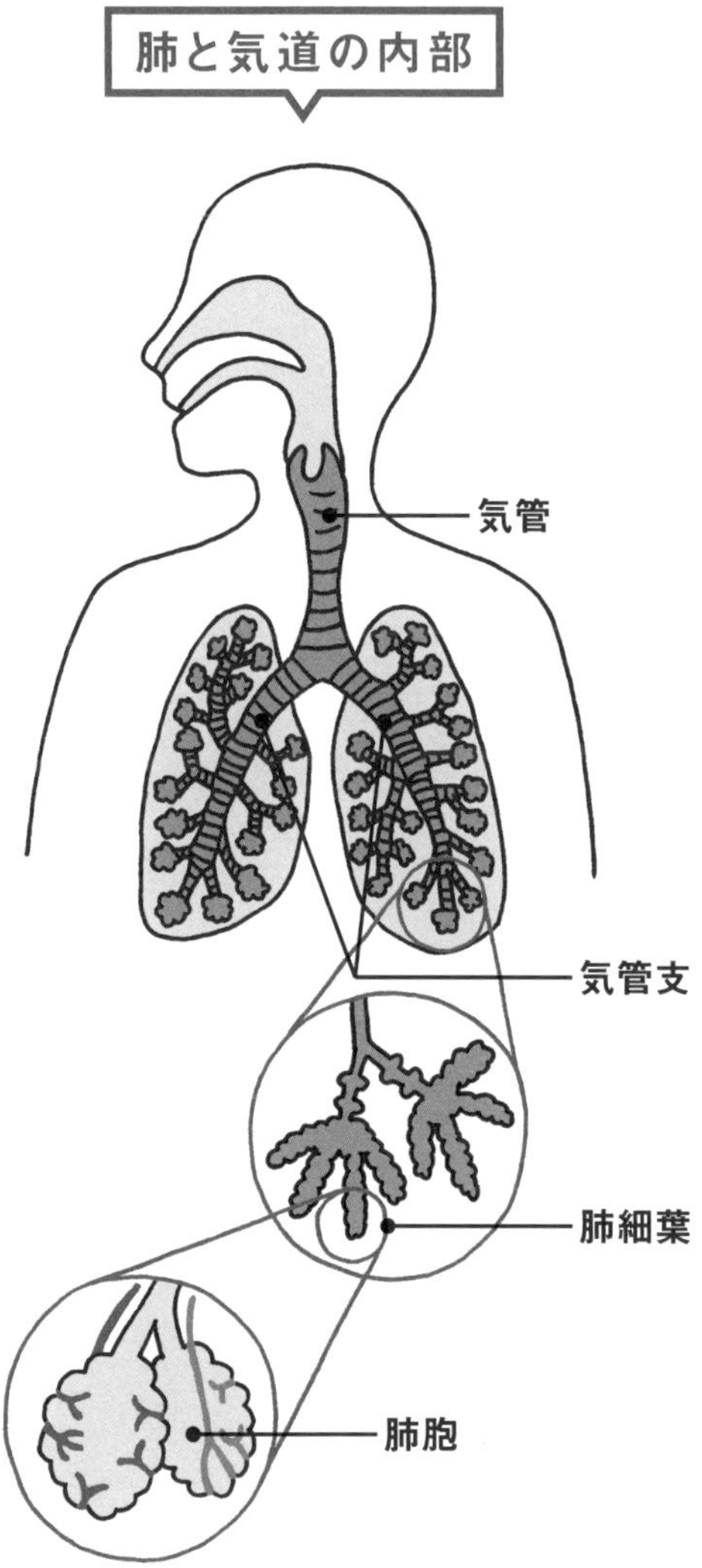
肺と気道の内部
気管
気管支
肺細葉
肺胞

肺は心臓や血管の健康と深く関わっている

健康的な大人が1分間に吸い込む酸素の量は、およそ500ミリリットルといわれています。そのうちおよそ350ミリリットルの酸素が肺胞から血液に取り込まれています。

しかし、肺胞が壊れるなど肺が弱っていると、肺胞から取り込める酸素量が減ってしまいます。これを脳は酸素を運ぶ血液が不足していると認識し、心臓にもっと血液を送るように命じます。すると、**心臓や血管に負担がかかり、肺以外の部位に疾患が発生してしまう危険性**があります。

たとえば、「肺高血圧症」という病気があります。これはなんらかの原因で肺と心臓をつなぐ血管が細くなり、血液が流れにくくなったことで、心臓に過度な負担がかかり、全身の血流にまで障害が出てくる疾患です。はじめは動いたときに息切れがする、疲れやすい、胸の痛みや動悸《どうき》、食欲不振やむくみなどの症状が現れ、病態が悪化すると心不全に陥ることもあります。

つまり肺は、単に酸素と二酸化炭素を交換するだけの場所ではなく、心臓や全身の血管の健康とも深く関わっているということです。**最近、息切れをしやすくなったと感じる人は、意識的に肺を鍛えていくことが必要**になってきます。

肺が衰えると免疫システムに不具合が生じる

成人は、1日におよそ2万リットルの空気を吸い込んでいます。重さにして20キログラム以上です。空気の中には、ほこりやすす、カビといった粒子の大きなものから、細菌やウイルスなどの小さな病原体まで、体に有害な物質が含まれています。これらは普通に生活しているだけで口や鼻から入り、気管に到達します。直径が3〜5マイクロメートル未満の極めて小さな粒子だけ肺の奥まで侵入することができます。新型コロナウイルスは0・05〜0・2マイクロメートルの大きさなので、肺の奥まで到達することができるのです。

しかし、健康な人の呼吸器には侵入者から体を守る防御システムが備わっています。「線毛」という筋肉でできた突起が高速で動いてガードする線毛運動です。

線毛は1分間に１０００回を超える速さで動いており、気管内部を覆っている粘膜層を動かします。この働きによって、ウイルスなどの病原体が侵入してきても、粘膜層が捕獲し、捕らえられた病原体は咳とともに口に戻され、食道に飲み込まれる仕組みがあります。

仮に肺胞までウイルスが到達したとしても、肺胞の表面には肺胞マクロファージという免疫細胞が待機しています。肺胞マクロファージは病原体を殺傷して消化してくれる頼もしい免疫細胞です。

また、もし肺が深刻な危険にさらされても、肺には血液中を巡回している別の免疫細胞を呼び寄せ、徒党を組んで病原体を撃退してくれる免疫システムもあります。

このような**肺の免疫システムを正常に維持するには、全身の免疫力を高めることはもちろんのこと、肺そのものの健康を維持することが大切**です。

肺胞が壊れるなど肺に疾患があると、肺が本来持っている一連の免疫システムが機能不全になり、感染症が重症化する危険性があります。

肺の衰えは20代から。しかも壊れた肺胞は元に戻らない

風邪がなかなか治らなかったり、咳や痰が続いていたり、階段を上るくらいで息切れしてしまう人は、肺が弱っている可能性があります。こうした症状を持つ人は、**肺の機能低下が進みやすい傾向があり、早めに対策することが大切**です。

肺の機能は20代ごろから加齢とともに誰でも低下していきます。とくに喫煙者は40代以降になって急速に機能低下が進行することがあります。

これは、気管や肺胞に炎症が起こっているからです。肺胞に炎症が起きると、酸素をうまく取り込めなくなり、それが息切れの原因になります。**炎症がひどくなると、COPD（慢性閉塞性肺疾患）という病気を発症する**ことがあります。

潜在患者はおよそ530万人。怖い肺の病気

ＣＯＰＤの初期の自覚症状は、運動時に呼吸が苦しくなったり、慢性的に咳が続くことなどが挙げられます。進行すると、着替えや入浴などの日常生活でも息切れし、重症患者は酸素ボンベを24時間手放せない生活になります。

肺に炎症が起きると、ウイルス感染や肺炎、アレルギー反応が起きやすくなり、それがまた肺を傷つけるという悪循環に陥ります。**ＣＯＰＤは新型コロナウイルス感染症においても、年齢にかかわらず重症化リスクが高くなる基礎疾患のひとつ**に数えられています。

また、肺炎による死亡でもっとも多いのが、ＣＯＰＤから肺炎になるケースです。ＣＯＰＤから肺炎になった人は、息を吸っているのに酸素が肺に入ってこず、吸い込もうとすればするほど息苦しさが募《つの》り、「まるで水の中で溺れているような苦しみ」と表現する人もいます。

さらに、ＣＯＰＤの怖いところは、呼吸機能低下の自覚症状がないレベルでも、知

らず知らずのうちに運動量が減り、糖尿病や動脈硬化などの生活習慣病を進行させてしまう点が挙げられます。

肺を鍛えることで
呼吸機能の低下を抑える

COPDは喫煙経験者のおよそ15パーセントが発症するといわれ、また最近になって喫煙経験がまったくなくても発症するケースがあることがわかってきました。日本の年間治療者数は20数万人ですが、潜在患者数は530万人を超えると示唆されています。

次のような人は、とくに注意が必要です。

□喫煙者（過去に喫煙歴がある人も含む）
□ぜんそくなどの呼吸器疾患がある
□風邪が3週間以上治らないことがある
□1日に咳が何度も出る

□黄色や粘り気のある痰が出る
□呼吸すると、ゼイゼイ、ヒューヒューと音がする
□長い坂や階段を上るときに息切れする
□歩いていると、同年代の人についていけない

肺胞は一度壊れてしまうと再生することができません。そして、どんな人でも20代ごろから呼吸機能は必ず低下していきます。しかし、**日頃から肺を鍛えることで、呼吸機能の低下を抑えることは可能**です。喫煙者の場合は、早期に禁煙すればするほど、呼吸機能の低下率は低くなります。

エクモは「肺によるガス交換」を体外で代理しているだけ

「はじめに」でもお伝えしたように、新型コロナウイルス感染症の流行によって、ＥＣＭＯ《エクモ》の存在が有名になりました。ニュースなどで「人工心肺装置」と紹介されていますが、ＥＣＭＯとはExtracorporeal Membrane Oxygenation（体外式膜型人工肺による酸素化）の略で、肺機能を代行する装置や治療のことを指します。

新型コロナウイルス感染症が重症化し、患者が重度の肺炎による呼吸不全を起こすと、人工呼吸器で高濃度の酸素を強制的に肺胞に送って呼吸をサポートします。

しかし、さらに肺炎が悪化すると、肺胞の損傷が止まらず、酸素を充分に取り込めない状態に陥ります。

このとき登場するのがエクモです。エクモは体外で肺機能を代行することで、肺を一時的に休ませて回復させる役割を担っています。

つまり、**エクモは呼吸と循環に対する「究極の対症療法」であり、根治療法ではありません。**

通常の治療ではただちに絶命してしまう患者や、臓器に回復不能な傷害を残すような患者に対し、治療や回復するまでの時間を確保するための装置です。

肺胞のメカニズムをエクモで知る

42ページのイラストをご覧ください。エクモによる治療は、太ももの付け根の静脈にカニューレと呼ばれる太い管を挿入し、血液を体外に取り出します。そこから遠心型のポンプを用いて人工肺に血液を送ります。

人工肺に送られた血液は、酸素と二酸化炭素のガス交換が行われ、管を通して首の静脈に戻されます。

人工肺は、肺胞と同じ原理を再現しています。人工肺の内部には多くの管が通り、

エクモの仕組み

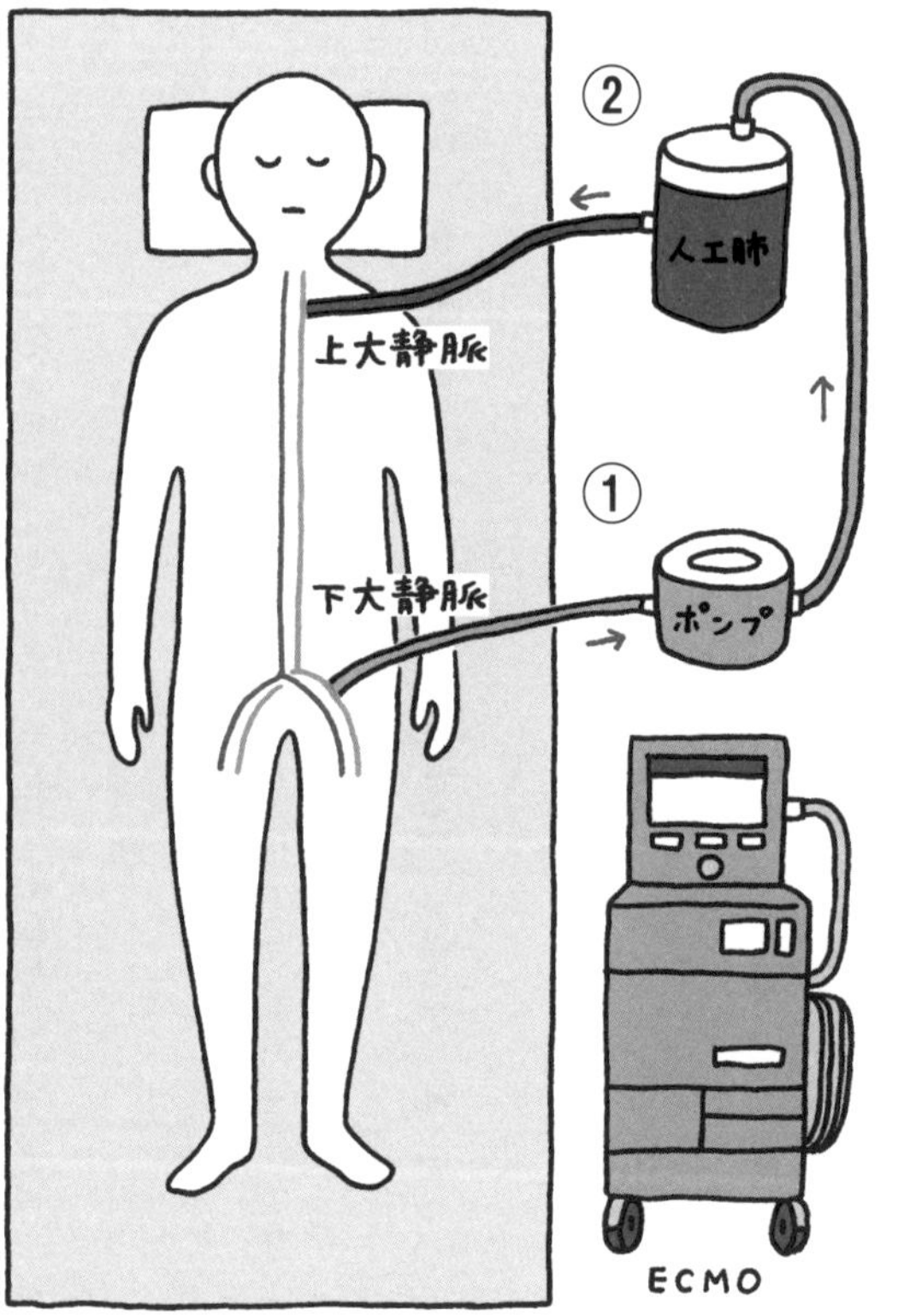

①太もも部分の静脈にカニューレ（管）を挿し、血液を取り出す。
②人工肺によって酸素化された血液を、首の静脈に挿した
カニューレから送る。

高圧の酸素が流れています。この管の中の酸素は血液に取り組まれ、同時に血液中に含まれている二酸化炭素は管側に流れる仕組みとなっています。エクモは、肺胞で行っている機能をそのまま代わりに行っているわけです。

現在、全国にはおよそ2200台のエクモが配置されています。しかし、エクモを扱える医療従事者の数は足りていないのが現状です。なぜなら、新型コロナウイルスが蔓延する以前、エクモを使用する症例は大病院でも年間2〜3例程度しかなく、習熟するには10年以上の長い期間が必要だったからです。エクモに習熟した医療従事者を増やすことが重症化患者を救うカギになってきます。

また同時に、エクモの驚くべき機能が、私たちの肺にもともと備わっていることを改めて自覚し、**肺の健康を保つことの重要性を多くの人に知ってほしい**と思っています。

死を意識して気づいた「ただ呼吸できる幸せ」

かくいう私も、肺と呼吸の大切さを痛感した出来事があります。

じつは私は、50代の半ばに、呼吸ができずに死を目前にしたことがあるのです。ある日を境に、ゴホゴホと咳が止まらなくなり、普段どおりの呼吸ができなくなってしまいました。1時間おき程度に咳が出て、息を吸うことも吐くこともうまくできない状態に。咳をしすぎて、腹筋から内出血を起こしていました。

喘息《ぜんそく》になってしまったのかと思いながらも、ちょうどニューヨークへの出張が決まっており、さまざまな薬を持って渡米しました。ニューヨークに着くと、症状はさらに悪化し、咳が止まらないどころか、数十秒、呼吸まで止まってしまったのです。

呼吸ができない時間はとてつもなく長く感じました。「大丈夫。すぐに戻る」と自分にいい聞かせながら、なんとか平静を保つものの、「死」という文字が脳裏に浮かんでいました。数十秒経って、呼吸することができるようになりましたが、そんな死と隣り合わせの状況が、数時間おきに1週間にわたって起こりました。

肺の病気は想像を絶するほど苦しい

病名は「急性喉頭蓋炎」でした。先に紹介した、食べ物が気管に入らないようにする喉頭蓋が急激に腫れ、気道が塞がることで窒息に至るケースが多い病気です。

適切な治療によって現在は症状が落ち着きましたが、思いがけず死にかけたことで、**「ただ呼吸できること」がいかに幸せなことか**、ひしひしと感じました。

COPDや肺炎など、呼吸器が病気になると、筆舌しがたい苦しみを味わうことになります。**肺の機能の衰えは自覚症状が少ないため、「思いがけず病気になる」人がほとんど**です。

繰り返しますが、肺胞は一度衰えると再生することができません。

呼吸ができない苦しみを味わわないためにも、いまのうちからしっかりと肺をメンテナンスしておくことが重要です。

「肺が衰える」ことで起きる病気と不調

ここで、肺の機能が低下すると、どんな病気のリスクが高まるのかまとめておきましょう。

肺の機能が低下すると、ＣＯＰＤになる可能性があります。肺胞が壊れて酸素を血液に取り込めなくなるため、重症化すると酸素ボンベが手放せない疾患です。肺の免疫力が下がるため、肺炎が発症して命の危険にさらされる可能性が高まります。

ＣＯＰＤまでいかずとも、肺の機能が衰えると免疫力が下がり、ウイルスや細菌による肺炎のリスクが高まります。**高齢者に増えている誤嚥《ごえん》性《せい》肺炎についても、肺の機能が衰えていることが発症の一因**です。

このような、肺そのものの病気のみならず、肺の衰えは全身の健康状態を悪化させます。血液中の酸素濃度が低いと、脳は心臓に負担をかけて血液量を増やそうとします。その結果、心臓や血管に過度の負担がかかり、心臓の病気や血管の病気を発症させる危険性があります。

新型コロナウイルス感染症にはさまざまな部位に後遺症が起こることが指摘されていますが、それもそのはずです。**肺がダメージを受けるということは、血液が流れる場所、すなわち全身の細胞すべてになんらかの影響を与える可能性がある**ということです。

その不調、肺の衰えが原因かも

たとえば、冷え性や肌荒れなどの症状に悩まされている人は、毛細血管のすみずみまで酸素が届いておらず、細胞にエネルギーが足りていない可能性があります。

また、慢性疲労を抱えている人は、脳が酸素不足、血流不足に陥り、疲労物質がたまっている可能性があります。

病院に行くほどでもない「不調」は、じつは肺の機能が衰え、酸素を充分に血液に取り込めていないことが原因というケースが非常に多いです。しかし、こういった不調を放置していると、取り返しのつかない病気が発症する危険性があるので注意が必要です。

さらに、肺が衰えると、知らず知らずのうちに「浅い呼吸」になります。**浅い呼吸は自律神経のバランスを崩すため、さまざまなメンタルトラブル、内臓トラブル、血管トラブルを引き起こすリスクを高めます。**自律神経のバランスを整えるという観点からも、肺を鍛えることは非常に重要になってきます。

詳しくは第2章で解説しますが、自律神経は全身の免疫力と深い関わりがあるため、肺が弱り自律神経のバランスが乱れていると、免疫力の低下を招きます。あらゆる感染症をブロックするためにも、肺の機能低下を放置してはなりません。

このように、肺をおざなりにしていると、健康状態は日に日に悪化してしまうのです。このことを念頭に置き、一刻も早く肺を鍛える必要があります。

「肺を鍛える」とはどういうことか？

しかし、残念ながら「肺そのもの」を鍛えることはできません。

繰り返しますが、一度壊れてしまった肺胞は、現代医学では再生できないのです。

「肺を鍛える」とは、いまある肺胞を最大限に活用して、血液に酸素を取り込む量を最大化させることを指します。**肺胞の数や機能が同じでも、呼吸の質を変えれば、血液に酸素を取り込む量を増やすことができる**のです。

このことをご理解いただくために、私たちが普段どのようにして呼吸をしているか、機能解剖学と運動生理学の視点からひもといてみます。

肺は、胸郭と呼ばれる、胸骨、肋骨、胸椎（背骨）に囲まれたカゴ状の骨格の中に心臓とともに収まっています。

肺そのものには膨らんだりしぼんだりする機能はありません。

胸郭を取り巻いているさまざまな「呼吸筋」と呼ばれる筋肉が動くことで、胸郭が拡張や収縮をし、その動きに連動して肺も膨張や収縮ができています。

呼吸筋には、斜角筋、肋間筋、前鋸筋、脊柱起立筋、横隔膜などがあります。

斜角筋は胸郭の上側、肋間筋は胸郭の前面から横面、前鋸筋は胸郭の横面、脊柱起立筋は胸郭の後面についていて、それぞれ胸郭が拡張する動きをサポートしています。

横隔膜は、胸郭の底にある、胸とお腹を隔てている筋肉の膜です。

これらの筋肉が柔軟に動くと、胸郭の可動域が広がり、肺の中にたくさんの空気を入れることができるようになります。

肺を鍛える＝呼吸筋の柔軟性を高めること

息を吸うとき、胸郭の呼吸筋は伸び、横隔膜は縮んで下方向に下がります。すると、肺は横隔膜に引っ張られて膨らみ、膨らんだ肺の中に空気が入っていきます。

息を吐くときは、胸郭の呼吸筋が縮み、横隔膜は伸びて上方向に上がります。すると、肺は横隔膜に押し上げられて小さくなり、肺の中の空気は外に押し出されます。

このように、肺は、横隔膜などの呼吸筋が収縮することによって空気を取り込んだり吐き出したりしているのです。

「肺を鍛える」とは、呼吸筋の柔軟性を高めて、スムーズに胸郭が拡張するようにすることを意味します。

胸郭の動きがスムーズになると、ゆっくりと深い呼吸ができるようになります。するとと、**肺胞から取り込める酸素量を増やすことができる**のです。

1回換気量を増やせば、酸素を取り込む効率がアップする

加齢とともに呼吸筋の柔軟性は失われていきます。

呼吸筋に柔軟性がないと、知らず知らずのうちに呼吸の回数が増え、浅い呼吸になってしまいます。

呼吸筋は、ゆっくりと深い呼吸をするときに使われる筋肉です。

そのため、浅い呼吸が習慣化すると、ますます呼吸筋の機能が衰えてしまいます。

また、加齢によって肺胞が酸素を取り込む機能が衰えるのは避けられない事態です。

つまり、**肺胞のみならず呼吸筋まで衰えてしまうと、肺胞まで届く酸素量が減り、さらに肺胞から血液に取り込まれる酸素量も減り、二重の理由で血中の酸素濃度が低くなってしまう**のです。

しかし、呼吸筋の柔軟性を取り戻せば、1回の呼吸で肺胞まで届けられる酸素量が増えます。

1回の呼吸で取り込める酸素量のことを、医学的には「1回換気量」と呼びます。安静時の1回換気量はおよそ500ミリリットル。この量の空気が呼吸器の中を出入りしています。しかし、1回換気量のうちおよそ150ミリリットルは、ガス交換が行われず、吐き出す二酸化炭素と一緒に体の外に出ていってしまいます。この空気は、ガス交換に関与しない「死腔量」と呼ばれ、どんな呼吸をしてもつねに150ミリリットルで一定しています。

つまり安静時には、1回の呼吸でおよそ350ミリリットルの空気が肺胞に届いていることになります。

肺胞が壊れると死腔量まで増えてしまう

死腔とは、肺胞が存在しない呼吸器、つまり鼻腔《びくう》から末端の気管支までのスペースを指します。肺胞がないのでガス交換ができない場所です。

ここまで、「死腔量はおよそ150ミリリットルで一定」と記してきましたが、これは肺胞が健康な成人の場合です。

恐ろしいことに、**死腔量は肺胞が壊れるにつれて増えてしまう**のです。

肺胞を取り巻く毛細血管の血流が途絶えていたり、極端に少なかったりすると、肺胞まで酸素が届いたとしても、酸素は血液に溶け込むことができません。つまり、肺胞でありながらガス交換できない状態です。先に挙げたCOPDなどの肺疾患の疑いがある人は、なるべく早くケアしないと、肺胞の死腔量が多くなりすぎてしまうため、酸素を取り込もうとしてもうまく取り込めなくなってしまいます。

だからこそ呼吸筋の柔軟性を一刻も早く取り戻さなければならないのです。

肺胞に送る酸素量を増やそう

呼吸筋の柔軟性を取り戻し、ゆっくりと深い呼吸ができると、1回換気量を増やせます。たとえば、1回換気量を1000ミリリットルまで増やせば、死腔量の150

ミリリットルを差し引いて、850ミリリットルもの空気を肺胞まで届けることができるのです。

このことは非常に重要です。肺胞の数を増やすことはできなくても、**1回換気量を増やすことで、血液に充分な酸素を送ることができる**からです。

仮にあなたが、最近息切れがするな、呼吸が浅くなってきたな、と感じていても、呼吸筋の柔軟性を高めれば、肺胞の老化をカバーするだけの酸素を体内に取り込むことができます。

第4章で紹介する「肺活トレーニング」は、後斜角筋、肋間筋、前鋸筋、菱形筋などの筋肉をそれぞれターゲットにし、胸郭についている呼吸筋を総合的に鍛え、動きをスムーズにしていきます。そのため、胸郭が上下左右すべてに拡張しやすくなり、誰でもゆっくりと深い呼吸ができるようになります。

筋肉は何歳になっても鍛えられるので、「肺活トレーニング」は何歳になってから始めても効果が期待できます。

タバコを吸うと、死腔量が増える

国立がん研究センターの調査によると、日本人の成人男性の喫煙率は29・0パーセント、成人女性の喫煙率は8・1パーセントです。年々減少傾向にあるとはいえ、成人男性のおよそ3人に1人がタバコを吸っていることになります。

喫煙と関係がある病気といえば、一般的には「肺がん」が思い浮かぶでしょう。しかし、肺がんは氷山の一角にすぎません。

喫煙によって発病率が高くなったり、発病後に重症化しやすくなったりする病気は、COPD、口腔がん、咽頭がん、食道がん、心筋梗塞《しんきんこうそく》、脳梗塞《のうこうそく》、くも膜下出血など、枚挙にいとまがないのが現実です。

喫煙者も正常な肺胞を最大限に活用すれば間に合う！

タバコの煙には、化学物質が数千種類、ニコチンやタールなどの有害物質が数百種類も含まれています。有害物質を長年にわたって吸い続けると、気管支が炎症を起こし、肺胞が破壊されていきます。正常な肺は3～6億個の肺胞がひしめき合っているため隙間がありませんが、肺胞が破壊された肺は死腔量が増え、文字どおりスカスカになってしまうのです。すると、ガス交換ができる肺胞が少なくなるため、COPDや心臓、血管系の病気まで発症しやすくなります。

これを回避するには、もちろん禁煙をオススメしますが、現在残っている肺胞を最大限に活用しようという視点も大切です。喫煙した経験があっても、すべての肺胞が失われているわけではありません。肺を鍛えて1回換気量を増やし、正常な肺胞が取り込む酸素量を増やせば、死腔量の増加をカバーするだけの酸素を体に取り込めます。

そのための方法が、本書で紹介する**「肺活トレーニング」**です。

「鼻呼吸」のほうがウイルスに感染しにくい

ここでもうひとつ、質のいい呼吸をするためのアドバイスをしましょう。

呼吸をする際は、**「口呼吸」ではなく「鼻呼吸」をすることも、健康を考えるうえで非常に重要**です。

口呼吸をすると、冷たい空気が直接肺の中に入り、肺を痛める原因になります。

鼻呼吸をすると、冷たい空気は鼻の中の粘膜を通ることで温められ、温かい空気を肺胞まで届けることができます。

また、鼻毛がフィルターの役割をするため、空気中に含まれる細菌やウイルスが濾《ろ》過《か》されて、清浄な空気だけを気道や肺に届けることができます。

一方、口呼吸の場合は、ウイルスや細菌をたっぷり含んだ空気を、気道や肺に直接送ってしまうことになります。

口呼吸はデメリットだらけ

口呼吸のデメリットはそれだけではありません。

口の中にはおよそ700種類、1000〜6000億個の細菌がいるといわれています。

口の中の細菌を増やさないためには、唾液の量を減らさないことが大切です。**口呼吸をしていると、口内が乾燥して唾液の量が減るので、細菌はどんどん増殖**してしまいます。それをきっかけに、歯周病や虫歯はおろか、それらを原因とする病気にかかるリスクが激増します。口内環境を少しでも良好に保つためにも、鼻呼吸のほうが望ましいです。

ウイルス感染の観点からも、口呼吸は避けるべきです。口呼吸の人は、喉や気道が乾燥し、線毛や粘膜による防御システムが弱まります。そのため、**インフルエンザや風邪などの感染症にかかりやすくなります。**

口呼吸と新型コロナウイルス感染症の因果関係は、まだ医学的に明らかにされていませんが、インフルエンザウイルスなどと同様に感染リスクは高まると考えられます。

ウイルスはマスクの中まで一定量侵入してくるため、マスク着用時も鼻呼吸を心がけることが大切です。

2020年10月、東京大学医学研究所は、世界で初めて本物の新型コロナウイルスを使用してマスクの効果を調べました。すると、医療用のN95マスクは21パーセント、一般的なサージカルマスクで53パーセント、布マスクは83パーセントのウイルスが侵入することが確認されました。

もちろん、サージカルマスクをつければ半分程度のウイルスをブロックできるため、着用するに越したことはありませんが、万能ではありません。それゆえ、**口呼吸をやめて、鼻呼吸に切り替えることが重要**になってきます。

鼻呼吸に切り替えるだけで免疫力までアップする！

鼻呼吸には、口呼吸では得られない大きな健康メリットがまだあります。

鼻の副鼻腔という部位には、一酸化窒素という物質がたくさん作られており、鼻呼吸をすると酸素と一緒に一酸化窒素も肺に運ばれていきます。

一酸化窒素には、肺胞で血液が酸素を取り込む量を増やしてくれる作用があります。そのため、**口呼吸よりも鼻呼吸のほうが効率的に酸素を取り込むことができる**のです。このことは、スウェーデンのカロリンスカ研究所のヨン・ルンドベリ教授などの研究で明かされています。

また、ノーベル生理学・医学賞を受賞したロバート・ファーチゴット氏などの研究チームは、一酸化窒素が血液循環や免疫の健康にも大きく関わっていることを解明しました。鼻呼吸によって、酸素とともに血液に溶け込んだ一酸化窒素には、血管を拡張させる働きがあり、全身の血流を良好にすることがわかったのです。

さらに一酸化窒素は、体内に侵入してきたウイルスや細菌を撃退する免疫の役割も果たしていることも判明しています。

深い呼吸をすることで鼻呼吸ができるようになる

口呼吸では、一酸化窒素を取り込むことができません。

ただ鼻呼吸にするだけで、これだけの健康効果を得られるならば、口呼吸が習慣になっている人は、一刻も早く鼻呼吸に変えたいと思うでしょう。

日常的な癖で口呼吸になっている人は、肺の機能が弱まり、鼻だけでは充分な空気を取り込めないため、口を使っている可能性があります。

そのような人は、「肺活トレーニング」で呼吸筋をほぐし、深い呼吸をするように努めましょう。**ゆっくりと深い呼吸が習慣化していけば、自ずと鼻呼吸ができるようになる**はずです。ぜひ、始めてみてください。

自律神経のバランスが健康状態を決める

肺の健康を保つことは、自律神経のバランスを整えることにつながります。

ここからは、この「自律神経」について理解を深めていきましょう。

まず、「神経」とはそもそもなんでしょうか?

神経とは、私たちの脳と体をつないでいる「情報の道」です。

たとえば、熱いやかんに触ってしまったとき、瞬時に私たちは「熱い!」という情報を、神経を通じて脳で認識します。そして、脳から「やかんから指を離せ」という情報が神経を通じて筋肉に送られることで、指先をやかんから離すことができるわけです。

このように、神経が「情報の道」として働くから、脳と体はうまくコミュニケーションを取れているのです。

神経は、大きく「中枢神経」と「末梢《まっしょう》神経」のふたつに分けられます。

中枢神経とは、「脳のそのもの」と、脳とつながっている「脊髄《せきずい》」のことです。

末梢神経とは、中枢神経とつながっている体のすみずみまで張り巡らされた細い神経のことです。

末梢神経はさらに「体性神経」と「自律神経」に分けられます。

体性神経とは、全身の感覚を脳に伝えたり（知覚神経）、手足などの筋肉を動かすとき脳からの指令を受けたり（運動神経）する働きをします。やかんが熱いと感じて指を離すのは体性神経が働いているからです。意識して行える動きは、体性神経のおかげだといえます。

では、「自律神経」とは何か？

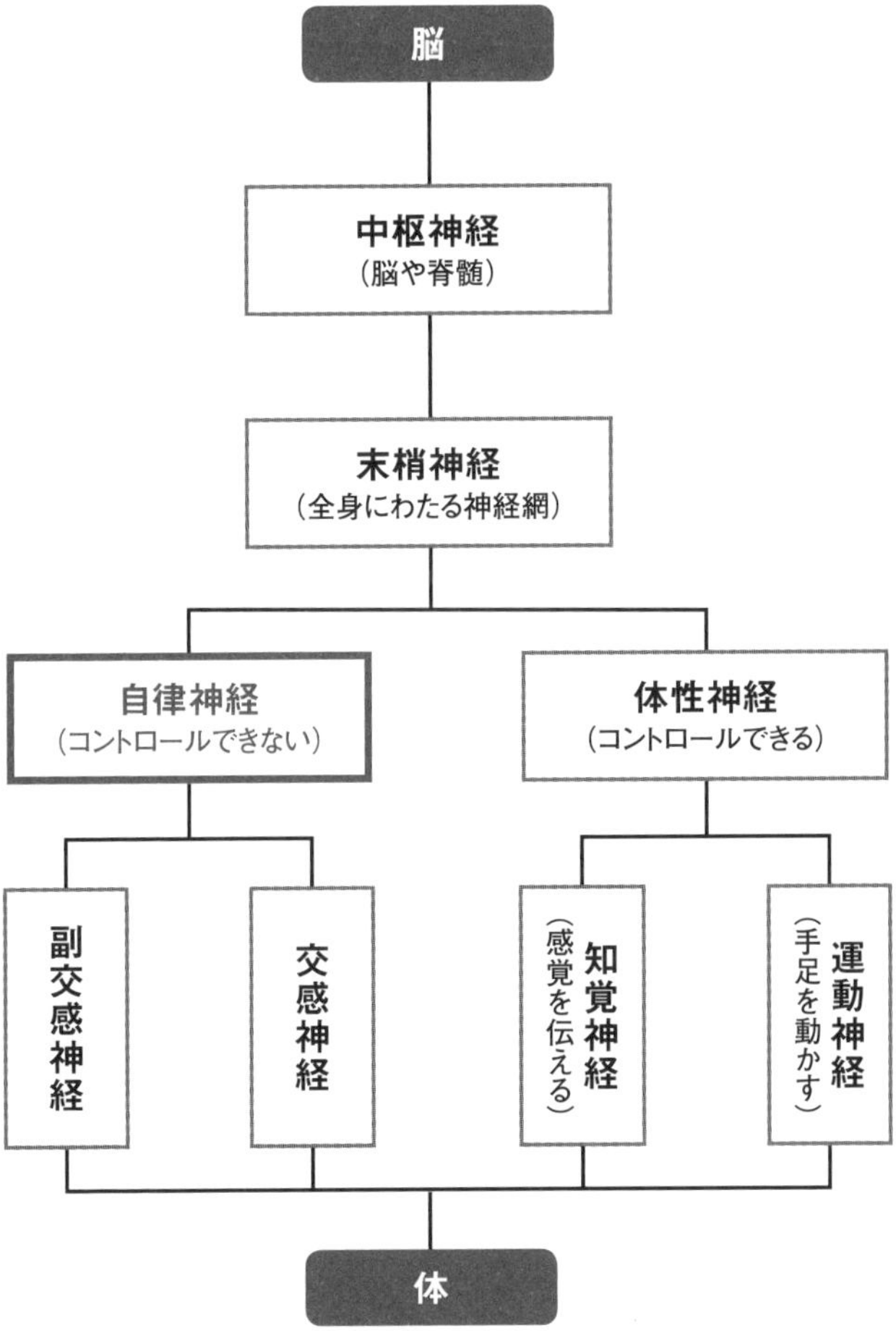
脳
中枢神経
（脳や脊髄）
末梢神経
（全身にわたる神経網）
自律神経
（コントロールできない）
体性神経
（コントロールできる）
副交感神経
交感神経
知覚神経
（感覚を伝える）
運動神経
（手足を動かす）
体

自律神経とは、意識的にコントロールできない体の機能を調整している神経のことです。心臓や腸、肺などの臓器は、自分で意識的に「動かそう」として動いているわけではありません。

これらが活動を続けられているのは、すべて自律神経のおかげなのです。

自律神経は、呼吸、血液循環、体温調整、消化吸収、免疫、代謝、内分泌などの調整にも深く関わっています。

人は自律神経が働かなければ生きていけません。もし自律神経が働かなかったら、心身は外部の環境変化に対応できず、すぐに息絶えてしまうのです。

理想は「交感神経」と「副交感神経」がともに高い状態

自律神経は、「交感神経」と「副交感神経」がバランスをとりながら働いています。

ふたつの自律神経は、車の運転にたとえると、アクセルとブレーキのようなものです。

心身がアグレッシブな状態なときに優位に働く交感神経はアクセル、心身がリラックスするときに優位に働く副交感神経はブレーキといえます。


1日の生活の中で、朝起きてから日中にかけては交感神経が優位になり、夕方から夜にかけては副交感神経が優位になります。

日中、交感神経が10まで上がったとすれば、夜、副交感神経も10まで上がることが、健康を考えると理想的なバランスだといえます。

自律神経のバランスについてまとめると、以下の4つのパターンが存在します。

①交感神経も副交感神経も高い
②交感神経が高く、副交感神経が極端に低い
③交感神経が低く、副交感神経が極端に高い
④交感神経も副交感神経も低い

理想は①の状態です。

しかし、現代人の多くは、ストレスや生活習慣の乱れによって、日中は交感神経の働きが過剰に高まっているのに、夜になっても副交感神経の働きが低いままの人が増えています（②）。
③の人は、血流が悪く、うつ症状や無気力などになりがちです。
②や③のように、自律神経のバランスが崩れている人は、呼吸、血液循環、体温調整、消化吸収、免疫、代謝、内分泌などに不具合が生じる可能性が高まります。

交感神経と副交感神経の1日のリズム

現代人に多い自律神経の乱れ方

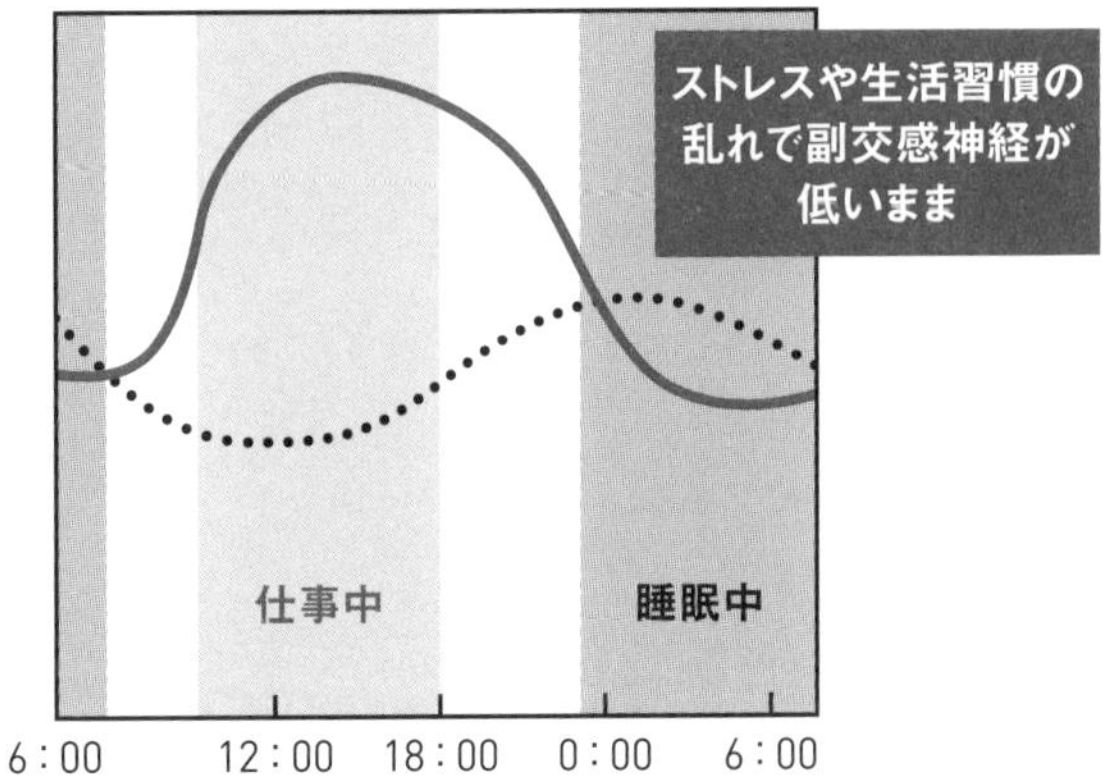

理想的な自律神経のバランス

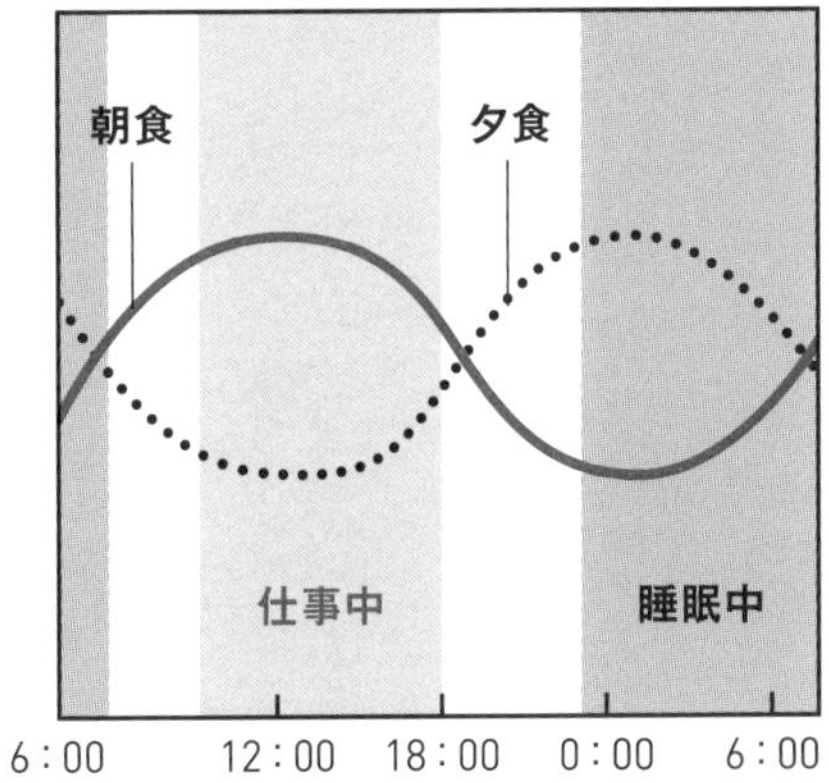

―― 交感神経　・・・・・・・ 副交感神経

④の人は、バランスは悪くないものの、自律神経の働きそのものが停滞しているため、非常に疲れやすい傾向にあります。

つまり、心身の正常運転をするには、交感神経と副交感神経のどちらの働きも高める必要があるわけです。

車を安全に動かすためには、アクセルとブレーキの両方の機能が正常に作動することが必要です。それと同じように、体も交感神経と副交感神経の両方が正常に働いていなければなりません。

最近イライラすることが多いという人は、副交感神経が正常に働いていない可能性があります。**自律神経のバランスの乱れは、メンタル面だけでなく、体のさまざまな部位の健康状態を悪化させるので注意が必要**です。

肺を鍛えれば、自律神経のバランスが整う

自律神経のバランスを整えることの大切さをご理解いただいたところで、話題は「肺」に戻ります。

肺が司っている「呼吸」は1日に2万回以上も行われています。

じつはこの**呼吸こそ、自律神経を直接コントロールできる手段**なのです。

お伝えしたように、呼吸も自律神経の支配下にあります。私たちが「呼吸をするぞ」と意識しなくても、寝ているときにも呼吸できているのはそのためです。

その一方で、呼吸は血液循環、体温調整、免疫機能、消化吸収などと違って、意識的にその質を変えることができます。

ここが非常に重要なポイントです。

呼吸をするときに上下に動く横隔膜の周囲には、意識しなくても呼吸ができるように自律神経が密集しています。

ゆっくりと深く呼吸をすると、横隔膜が上下に大きく動きます。

横隔膜の動きが大きくなればなるほど、副交感神経の働きが高まります。その反対で、速くて浅い呼吸をしていると、副交感神経の働きは低いままです。

つまり、**普段している呼吸をゆっくりと深いものに変えていけば、副交感神経のレベルが上がり、自律神経のバランスを整えることにつながる**わけです。

また、肺を収めている胸腔には「圧受容体」という場所があります。息を吐く時間が長ければ長いほど、この圧受容体に圧力がかかり続けます。

専門的な話になりますが、圧受容体には静脈の血流量をコントロールする働きがあり、圧力のかかる時間（息を吐く時間）が長ければ長いほど、血流量が増え、副交感神経の働きが高まるシステムになっています。

すなわち、ゆっくりと、深く、息を吐く時間を長くすることが副交感神経を高めるためにもっとも効果的な方法なわけです。

「肺活トレーニング」をすると、呼吸筋の柔軟性が回復し、自然と深い呼吸ができるようになります。

その結果、自律神経のバランスを効率よく整えることが可能になるのです。

さらに、深い呼吸をして肺胞にたっぷりの酸素を取り込んでいけば、肺そのものの機能も回復していきます。すると、肺の免疫力が高まり、感染症や肺炎の予防も期待できるようになります。

そして、その健康効果は「肺」だけにとどまりません。

肺の機能がよみがえり、深い呼吸ができるようになると、自律神経のバランスが整い、免疫力のアップのほか、全身にさまざまな好影響を与えます。

この点については次章以降で詳しく解説しましょう。

第 2 章

肺を鍛えると、なぜ全身がよみがえり始めるのか?

「免疫力」とは何か？

肺を鍛えることは、肺の呼吸力を回復させると同時に、全身の健康状態にも好影響を与えます。

その理由は、**自律神経のバランスが整い、全身の免疫力が高まる**からです。

そこでこの章では、自律神経と免疫力の関わりについてひもといていきます。

新型コロナウイルス、インフルエンザウイルス、その他の多くの風邪ウイルスは、飛沫感染や接触感染によって、ほかの人に感染していきます。ウイルスを含んだ飛沫を吸い込んだり、手についたウイルスを口に入れてしまったり、飛沫のかかった食事を食べたりすることで、喉の奥の気道の粘膜や、腸の粘膜に到達します。

この段階はまだ感染ではありません。ウイルスが細胞の内部まで「侵入」して初めて、ウイルス感染となります。

細胞へのウイルスの侵入を防いでいるのが、さまざまな免疫細胞たちです。

免疫細胞たちは、血液やリンパ液の流れに乗って全身を巡り、ウイルスなどの病原体がいないか常時パトロールをしています。そして、パトロール中にウイルスを発見すると、「自然免疫」というチーム（好中球、マクロファージ、ナチュラルキラー細胞）と、「獲得免疫」というチーム（樹状細胞、ヘルパーT細胞、B細胞、キラーT細胞、レギュラトリーT細胞）の二段構えによって、防衛戦略を展開していきます。

その際、免疫細胞たちはそれぞれ「サイトカイン」という物質を放出し、仲間を活性化させたり、呼び寄せたりして、ウイルスへ戦いを挑んでいきます。

免疫力が高い＝免疫細胞たちの連携がいい

最初にウイルスを攻撃するのは、自然免疫チームです。自然免疫は、初対面のウイルスにも果敢に戦いを挑んでいきます。そして、自然免疫たちが入手した情報を分析し、さらに効果的な攻撃を行うのが獲得免疫チームです。

なかでも、「ヘルパーT細胞」は、獲得免疫チームの司令塔的な役割を果たします。ウイルスの情報を得たヘルパーT細胞は、サイトカインを放出して、B細胞に抗体を作るように指示します。抗体はウイルスに張り付いてその動きを止める物質です。その隙に、マクロファージなどの自然免疫チームがウイルスを飲み込んで破壊してくれます。

また、ヘルパーT細胞はサイトカインを使ってキラーT細胞に指示し、感染した細胞を処理することで、ウイルスの増殖を阻止していきます。

B細胞もキラーT細胞も、一部の細胞は戦ったウイルスの情報を記憶して、ずっと体内に残ります。そのため、次に同じウイルスが現れると、B細胞は抗体を作り、キラーT細胞は感染した細胞を処理。早期に感染を食い止められるようになるのです。

このように、**免疫細胞たちは互いに連携してウイルスと戦っています。この連携がうまくいっていることが、「免疫力が高い」**といえます。

ウイルスと戦う「免疫」

自然免疫（最初にウイルスを攻撃する）

NK（ナチュラルキラー）細胞

異常細胞を発見すると、真っ先に単独でウイルスを攻撃する。

マクロファージ

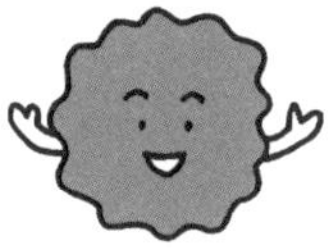

体内に生じた変性物質や、細菌などの異物を捕食して消化する。

好中球

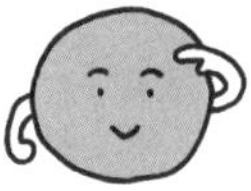

生体内に侵入してきた細菌や真菌類を貪食・殺菌する。

獲得免疫
（自然免疫チームが入手した情報を分析し、さらに効果的な攻撃を行う）

樹状細胞

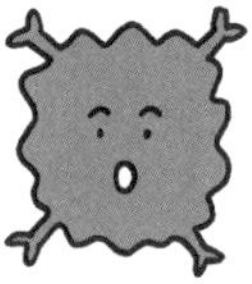

体内に入ってきた異物の特徴を攻撃役の細胞に伝える働きをもつ。

ヘルパー T細胞

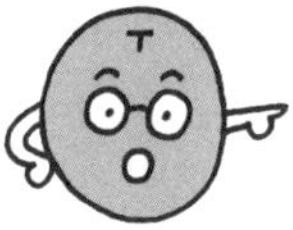

ウイルスの情報を受け取り、攻撃の戦略を決める司令塔的な役割をもつ。

B細胞

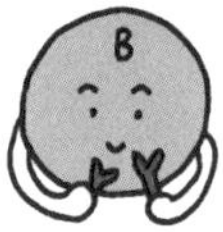

体内に侵入した病原体を排除するために必要な「抗体」を作り出す。

キラー T細胞

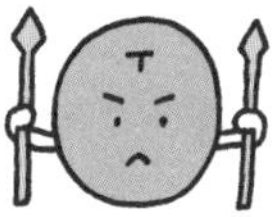

異物になる細胞を認識して破壊する（「キラー」の名は「殺し屋」から来ている）。

レギュラトリー T細胞

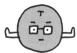

免疫の暴走を防ぐため、免疫応答を抑制する働きをもつ。

免疫細胞の暴走「サイトカインストーム」

お伝えしたように、免疫細胞たちが互いに連絡を取り合う際に、「サイトカイン」という物質が作られます。

サイトカインには、「免疫細胞を活性化させる」「免疫細胞を呼び寄せる」「感染した細胞に炎症を起こし、血流を増やして免疫細胞を集める」などの働きがあります。

しかし、ここで注意が必要なのは、サイトカインの放出が増えすぎると、免疫細胞が活性化しすぎて暴走したり、細胞の炎症が過剰になってしまうことです。

暴走したB細胞やキラーT細胞は、ウイルスめがけて過剰に攻撃を繰り返すことで、自らの細胞を傷つけ、必要以上の抗体を作り出していきます。身体を蝕《むしば》んでいるのがウイルスではなく自分たちであることに気づかず、攻撃を続けてしまうのです。

このような免疫細胞の暴走は「サイトカインストーム」と呼ばれています。

じつは、**新型コロナウイルス感染症で重症化する人の多くは、サイトカインストームを引き起こしている**のです。

その証拠に、重症患者からは、B細胞が作り出した抗体が多く見つかっているのです。

鍵を握る「レギュラトリーT細胞」

しかし、**サイトカインストームは、免疫力が高い人だと防ぐことができます。**

ここで登場するのが「レギュラトリーT細胞」という免疫細胞です。レギュラトリーとは制御や調整を意味し、その役割は「免疫細胞の過剰な反応にブレーキをかける」ことです。

キラーT細胞の攻撃を抑制したり、B細胞の抗体産生を停止させるなど、免疫システム全体を制御して、必要以上の免疫反応を食い止める役割を担っています。

このレギュラトリーT細胞が弱っていたり減っていたりすると、免疫のブレーキが故障し、次々と細胞に炎症が広がるサイトカインストームが引き起こされると考えられています。実際、**糖尿病などの基礎疾患を持つ人は、レギュラトリーT細胞の検出レベルが低い**こともわかっています。

レギュラトリーT細胞を増やすためにできること

すべての免疫細胞は、血液を作り出している骨髄から生まれ、血流に乗って全身に派遣されていきます。私たちの身体から生まれた私たちの一部です。そのため、血流や血液の質が悪く不健康な人ほど、免疫細胞も不健康になり、正常に機能しません。

なかでもレギュラトリーT細胞は、腸に多く集まっている免疫細胞です。腸内環境が悪化している人は、もともとレギュラトリーT細胞の数が少なく、新型コロナウイルス感染症に感染するとサイトカインストームを起こしやすいと考えられます。

では、さまざまな免疫細胞が自らの役割を正常に果たすためには、すなわち免疫力を高めるにはどうすればいいのか？

その答えは、とにかく「最高の体調でいる」ことです。

不健康な人の免疫細胞は、同じように不健康です。数が少なかったり、弱っていたり、特定の免疫細胞が少なくバランスを欠いていたりすることで、総合的な免疫力が低下してしまいます。

では、どうすれば最高の体調でいられるのか？

肺を鍛えて、ゆっくりと深く呼吸し、副交感神経の働きを高めて、「自律神経を整える」ことが最善の策です。

自律神経は、免疫細胞が集まる「腸」や、免疫細胞を運ぶ「血流」と、切っても切り離せない関係にあるからです。

「腸」には免疫細胞の7割が集まっている

免疫細胞は骨髄から生まれ、血管の中の血液やリンパ管の中のリンパ液を通って、目、鼻、口、そして呼吸器系の中の粘膜や、脳をはじめとする全身の臓器に存在します。肺胞を取り巻く毛細血管の中にも当然います。

そのなかで、「腸壁」と呼ばれる腸の内側の表皮の中には、人体にある免疫細胞のうち、およそ7割が集まっています。

腸は食べ物から栄養を吸収して、血流によって栄養を全身の細胞に送り届ける臓器です。酸素を取り込む肺と並んで、生命活動に必要なエネルギーを生み出す重要な臓器だといえます。

腸には食べ物と一緒にさまざまなウイルスや細菌が運ばれてくるため、人体に病原体が入らないように、たくさんの免疫細胞が配置されているわけです。腸の免疫細胞は血流に乗って全身に派遣されていくため、**腸の免疫細胞を健全に保つことが、そのまま全身の免疫力を高める**ことにつながってきます。

善玉菌が元気になれば腸内環境が整う

また、腸の中には、およそ1000種類、100兆個の「腸内細菌」が暮らしています。この腸内細菌は、免疫細胞を増やしたり、活性化させたりするための大切な役割を担っています。

腸内細菌は腸の中にびっしりと張り付いていて、顕微鏡で見ると、種類ごとに集まっています。そのさまがまるで一面の花畑に見えることから、「腸内フローラ」と呼ばれることもあります。

腸内細菌には、「善玉菌」「日和見菌」「悪玉菌」の3種類があります。悪玉菌は有害物質を作り出し、腸の炎症を引き起こす細菌。日和見菌は、ふだんは何もせず、腸内環境が悪玉菌優勢になると、一緒になって悪さをする細菌です。

つまり、「腸内環境を良好にする」とは、腸の中の「善玉菌を優勢にして元気にする」ことを指します。みなさんもよくご存じのビフィズス菌や乳酸菌は、善玉菌のひとつです。

善玉菌は全身の免疫力に大きな影響を与えている

善玉菌は、食物から「短鎖脂肪酸」という物質を生成するのですが、この短鎖脂肪酸が健康にとって非常に重要です。近年の研究で、免疫力に大きな影響を与えることがわかったのです。

ほぼすべての免疫細胞は骨髄にある「造血幹細胞」という細胞から分化（細胞が新たな別の細胞に変わること）して、77ページで解説したマクロファージや好中球やT細胞、B細胞など、それぞれ役割を持った細胞に生まれ変わっていきます。

その種類を決める要因のひとつが短鎖脂肪酸であり、このことから腸内細菌が免疫細胞のバランスをコントロールしていることがわかったのです。

サイトカインストームを抑えるレギュラトリーT細胞の分化にも、短鎖脂肪酸が深く関わっていると考えられています。

以上のことから、**さまざまな免疫細胞をバランス良く生成するには、善玉菌優勢の腸内環境を築く（腸内環境を整える）ことが大切**であることがわかります。

腸内環境を整えるには、発酵食品や食物繊維を摂取することも大切です。しかし、それ以上に意識すべきなのは「自律神経を整える」ことです。

肺を鍛えて自律神経が整うと腸内環境まで良好になる

肺を鍛えて呼吸が深くなると、自律神経が整うことをお伝えしてきました。

するとうれしいことに、**自律神経が整うと、腸内環境まで良好になる**のです。

腸には「輪走筋」と「縦走筋」というふたつの筋肉があり、ふたつがリズミカルに収縮運動することで食べ物や老廃物を移動させています。この腸の動きを「蠕動運動《ぜんどう》」と呼びますが、蠕動運動をコントロールしているのが自律神経なのです。

そのため、自律神経と腸の働きは相関関係にあるといっていいほど、密接に関わっています。

腸の蠕動運動を促すふたつの筋肉の収縮は、交感神経と副交感神経がいずれも高く働いているときにもっとも活発になります。

つまり、**自律神経のバランスがいい人は腸内環境もよく、自律神経のバランスが悪**

い人は腸内環境も悪い、といえるのです。

このことは、私の長年の臨床経験からも間違いないと断言します。

私は順天堂大学医学部附属順天堂医院に日本で初めて「便秘外来」を開設し、治療を続けています。便秘外来を訪れた患者さんの自律神経を測定すると、かなりの確率で自律神経のバランスが大きく崩れています。

しかし、自律神経のバランスを整えるように指導し、運動や食生活の改善をするだけで、何年も便秘に苦しんでいた人が嘘《うそ》のように治癒していきます。便秘治療によって、糖尿病や脂質異常症、腎臓疾患や肝臓疾患が改善していく人も少なくなく、それが話題になり、いまでは私の便秘外来は何年もお待ちいただかなければならない状況です。

腸が自律神経の影響を受けやすい生物学的理由

なぜ自律神経と腸がこれほどまで密接に関わっているか、疑問に思う人もいるでしょう。でもみなさんの中には、緊張したら下痢をしてしまったり、ストレスがあるとお腹が痛くなったりした経験をお持ちの人も多いのではないでしょうか。

腸がとりわけ自律神経の影響を受けやすいのは、生物学的な理由があります。**生物に最初に備わった臓器は、脳でも心臓でもなく、じつは腸**です。クラゲやイソギンチャクなどの腔腸動物には脳がなく、腸が脳の役割を果たしています。腸は生物にとって根源的な臓器なのです。人間も母親のお腹の中で細胞分裂していく際、まず腸から作られ、そのあとに心臓や脳が形成されていきます。

さらに**腸は、脳に次ぐ多さの神経細胞によって作られています。それゆえ、脳からの指令ではなく、自律神経によって大きくコントロールされている**のです。

肺活トレーニングにより深い呼吸を手に入れると、自律神経のバランスが整うことで、腸の蠕動運動が活発になります。すると、腸の中にたまった老廃物や毒素が掃除され、善玉菌がすみやすい環境に変化。善玉菌が元気になり、短鎖脂肪酸の分泌が増えて、免疫細胞も活性化していきます。

免疫細胞は「血流」によって全身に運ばれている

いま、みなさんがもっとも気になっているのは「肺の免疫力」だと思います。

そのため、免疫力を高めるための考え方として、「自律神経」や「腸内環境」が取り上げられることに疑問を抱くかもしれません。

なぜ、自律神経や腸内環境を健全にすることが、肺の免疫力をも高めることになるのでしょうか？

その理由は、極めてシンプルです。

人体は血管やリンパ管によって、すべてがつながり、互いに影響を及ぼし合っているからです。

腸の免疫力が高ければ、肺の免疫力も高くなる。

なぜなら、腸にたくさん潜んでいる免疫細胞たちは、血流によって全身の細胞に運ばれていくからです。

そのため、血液循環がスムーズに行われていれば、もともと腸にいた免疫細胞も血液によって運ばれ、ウイルスが進入してきた場所でその役割を果たしてくれます。

血流も自律神経がコントロールしている

全身の血管は、極小の毛細血管をすべて合わせると、地球2周半の長さになるといわれています。すべての血管の血流が滞りなく流れていることが、免疫細胞を全身に運ぶためのカギになってきます。

そして、その血流の状態をコントロールしているのがまた、自律神経なのです。

自律神経は、地球2周半にもおよぶ血管のすべてに沿って走っていて、血流量を調整する役割も担っています。

血管は、交感神経の働きが活発になると収縮し、副交感神経の働きが活発になると弛緩します。血管が収縮と弛緩を繰り返して、ポンプのようなダイナミックな動きが生まれることで、血液はスムーズに流れていきます。

つまり、交感神経と副交感神経の両方が活性化、すなわち**自律神経のバランスが整っているとき、血液循環は滞りなく機能する**のです。

すると、免疫細胞は全身のすみずみまで派遣され、どこにウイルスが侵入してこようと、鉄壁の防御機能を発揮することができます。

では、血液循環を滞りなく機能させるいちばんの方法は何か。それが、自律神経を操れる呼吸を司る「肺の力」を高めることなのです。

肺活力を高めると、「血液の質」そのものが良くなる

肺を鍛えてゆっくりと深い呼吸ができるようになると、自律神経のバランスが整い、腸内環境を良好にすることができます。

また、深い呼吸をすると、横隔膜が上下に大きく動くため、その動きによって体内で腸をマッサージすることにもなります。この**「横隔膜マッサージ」も、腸内環境の改善に有効**です。

自律神経のバランスが整って、腸内環境が健全に保たれていると、血流がアップするだけでなく「血液の質」そのものが良くなります。

実際、血液を顕微鏡で見ると、その人の自律神経のバランスの良し悪しがわかります。

自律神経のバランスが悪い人は、きれいな円形をしているはずの赤血球が変形したり、くっついてしまったり、完全に壊れてしまったりするのです。

赤血球は、酸素を運ぶ役割をしています。そのため、赤血球の状態が悪いと、細胞に届けられる酸素量が減ってしまいます。

また、変形したりくっついてしまった赤血球は、細い毛細血管を通過することができません。俗にいう「血液ドロドロ」の状態です。

この点からも、**自律神経のバランスや腸内環境が悪い人の血液は、充分な酸素を運ぶことができない質の悪いもの**だといえます。

そんな状態の血液だと、免疫細胞をスムーズに運ぶことが叶《かな》いません。血液の質を高めるためにも、肺の力を高めて自律神経を整えることが重要になってきます。

良い血流には、免疫の暴走を抑える力もある

血流の良し悪しが、人体の免疫システムに大きな影響を与えることは、私自身、自律神経の研究を始める以前から気づいていました。

私は自律神経の研究を本格的に始める前、ロンドン大学付属英国王立小児病院外科などで、小児外科の臨床医として働いていました。

当時、小児外科の領域では、臓器移植した患者の予後の負担を減らすためにさまざまな研究が行われていました。

その中のひとつに「トレランス」の誘導についての課題がありました。

トレランスとは、「免疫寛容」と訳され、移植した臓器が完全にその人の一部になることを意味しています。臓器移植をすると、体はそれを「異物」として認識し、免

疫細胞が攻撃を始めます。これを「拒絶反応」といい、拒絶反応がなくなった状態がトレランスです。トレランスの誘導ができれば、患者の体の負担は大きく軽減されます。そこで、臨床現場でさまざまな研究を行い、ひとつの結論に至りました。

それは、血流量を増やすと、拒絶反応が起こりにくい、ということです。そして私たちの研究チームは、拒絶反応が軽減する理由は「血流の良さが血管の内皮を保護すること」にあると突き止めたのです。

これは、血流のアップにより血管の状態が良好になったことで、免疫細胞がスムーズに全身に送られ、免疫暴走を抑えることができたと考えられます。

つまり、**自律神経を整えて血流をアップさせることは、人体の免疫システムの正常化を促すことにつながる**のです。

肺活力を高めて、酸素をたっぷり含んだ血液を体中に届けていけば、血管の内皮も保護されて、暴走しがちな免疫細胞を抑制するのにも役立つでしょう。

サイトカインストーム対策にも、血流アップは有効だといえます。

感染症や生活習慣病の予防には、肺活が最強である

自律神経のバランスを整えると、腸内環境と血流が良好になる。

すると、腸にすんでいる免疫細胞が活性化し、たっぷりの血流によって免疫細胞が全身に運ばれる。つまり、全身の免疫力がアップする。

そのためには、**肺を鍛えてゆっくりと深い呼吸をすることがもっとも有効**である。

この章の趣旨をまとめるとこのようになります。


免疫力がアップすれば、ウイルスや細菌による感染症にかかりにくく、もし感染したとしても重症化するリスクが低下します。

腸内環境が良好になれば、便秘や下痢などのトラブルはもちろん、潰瘍《かいよう》性大腸炎や大腸がんのリスクも軽減します。

また、幸せホルモンとも呼ばれるセロトニンは、90パーセントが腸で作られています。うつ病が発症する一因はセロトニン不足であり、**腸内環境を良好にしてセロトニンの生成を増やせば、うつなどのメンタルトラブルにも有効**といえます。

さらに、血流アップによって血管の内皮が保護されれば、動脈硬化を防ぎ、心筋梗塞や脳梗塞のリスクを下げます。血管の健康が維持されるため、高血圧や糖尿病の予防にも当然効果があります。

がんや認知症についても、酸素をたっぷりと細胞に送り届けることで、予防効果が期待できるでしょう。

このように、**肺を鍛えるだけで、さまざまな不調や病気を予防、改善することが可能**となってきます。

次章では、これらの具体的な病気や不調に対して、肺活力を高めることがなぜ効果的なのか、医学的エビデンスをもとにさらに掘り下げていきましょう。

第3章

肺を強化して、最高の体調を引き出そう!

風邪、インフルエンザ、新型コロナウイルスの違いを知る

新型コロナウイルス感染症が流行し始めたころ、「コロナは風邪と同じ」「コロナはインフルエンザと同じ」というような主張をする人が一定数いました。

ウイルス感染症という意味では、「同じ」といえなくもありません。

しかし、ワクチンが開発されたとはいえ、変異株の増加など、新型コロナウイルスはまだまだ未知の部分がたくさんあります。**感染症や肺炎についての正しい知識を得て、正しい対策をとることが、健康を守るためには何より重要**です。

風邪とは？

「風邪」とは、上気道（鼻や喉）に、ウイルスや細菌が感染して引き起こされる感染

症です。風邪ウイルスの数は200種類以上あるといわれており、どのウイルスが原因で起こったのか特定するのは困難です。また、同じウイルスでも年々変異していくため、抗体ができても、免疫が弱い人は繰り返し風邪をひいてしまいます。

風邪を引き起こすウイルスのひとつに「コロナウイルス」があるため、「新型コロナは風邪」と発言する人がいるのだと思います。

しかし、**新型コロナウイルスとコロナウイルスはまったくの別物**と考えるべきです。

インフルエンザウイルスと新型コロナウイルスの違い

「インフルエンザ」とは、同じく上気道に、インフルエンザウイルスが感染して発症する感染症です。風邪は、鼻水や喉の痛みといった上気道症状が中心なのに対して、インフルエンザは倦怠感《けんたいかん》や筋肉痛などの全身症状が現れてきます。大多数の人は免疫力によって自然治癒します。

インフルエンザの怖いところは、治癒したと思えるときに発症する二次感染の肺炎です。この肺炎はインフルエンザウイルス自身が引き起こすものは多くありません。

インフルエンザによって気道にある線毛や粘膜層などが炎症を起こし、防御システムが弱くなったことで、もともと上気道に存在している肺炎球菌などが肺に感染して発症します。

「新型コロナウイルス」の特徴は、インフルエンザウイルスは上気道周辺にとどまることが多いのに対して、肺胞にまで侵入してくる点です。

そして、肺胞のまわりの壁に炎症を起こす「間質性肺炎《かんしつせいはいえん》」を発症させます。新型コロナウイルス自体の毒性は強くありませんが、免疫力が低下しているとサイトカインストームを引き起こす場合が多く、そのため重症化してしまう人がいます。

私たちにできることはひとつだけ

このように、「風邪ウイルス」「インフルエンザウイルス」「新型コロナウイルス」にはそれぞれ特徴があり、乱暴にまとめられるものではありません。

しかし、いずれも**重症化を防ぐための対策は極めてシンプル**です。

それはもちろん、**「肺を鍛える」こと**です。

気道にある「線毛」や「粘膜層」などの免疫の第一関門が正常に機能していれば、ウイルスでも肺まで到達できません。

また、マクロファージなどの自然免疫チームがやってくれれば、上気道にウイルスが感染したとしても、肺にまで炎症は広がらないでしょう。

さらに、レギュラトリーT細胞などの獲得免疫チームの連携が取れていれば、サイトカインストームが起こることもないと考えられます。

新型コロナウイルスについては、ワクチンの接種によって「感染しない」ことばかり報道されています。ワクチンは流行を収束させるために必要なものですが、あなたの体を守ってくれるのは、あなたの「免疫力」でしかありません。

肺を鍛えて、どんなウイルスにも負けない免疫力を手にしておきましょう。

肺炎を防ぐためには肺を鍛えるしかない

現在、日本では年間およそ9万5000人もの人が肺炎で亡くなっています（厚生労働省「2019年人口動態統計」）。

コロナ禍によって、**肺炎が「死に至る怖い病気」であることを、自覚した人も多い**でしょう。

肺炎とは、気管支や肺に炎症を起こし、肺の病態が著しく低下した状態を指します。

肺炎には、ウイルスや細菌が原因のものや、肺胞を包んでいる間質という組織が炎症を起こして発症するものなど、分類によってさまざまな種類があります。

肺炎の種類

微生物の種類による分類

- **ウイルス性肺炎**
（新型コロナウイルス、インフルエンザウイルスなどで発症）
- **細菌性肺炎**
（肺炎球菌、インフルエンザ菌、黄色ブドウ球菌などで発症）
- **非定型肺炎**
（マイコプラズマ、クラミジアなど、ウイルスと細菌の中間の性質を持つ微生物で発症）

炎症が起こる場所での分類

- **大葉性肺炎**（肺全体が炎症を起こす）
- **気管支肺炎**（気管支が炎症を起こす）
- **間質性肺炎**（肺胞を包んでいる間質が炎症を起こす）

肺炎と聞くと、ウイルスが肺に侵入して病態が急激に悪化するイメージがあるかもしれませんが、現実には、慢性的な肺の衰えから「間質性肺炎」となって、命を落とすケースが増えています。

1年以上かけて じわじわ進行する怖い肺炎

間質性肺炎はウイルス感染などの急性の場合をのぞき、**1年以上の時間をかけてゆっくりと進行**していきます。

肺胞を包んでいる間質が線維化する（硬くなって動きが悪くなる）ことで、酸素と二酸化炭素のガス交換ができなくなり、呼吸機能に不具合が生じてきます。

初めは階段や坂道を上るときに息切れする程度ですが、病気が進行すると、服を脱いだり入浴したりといった日常動作で、痛みを伴う咳が出るようになります。

36ページでも解説したＣＯＰＤ（慢性閉塞性肺疾患）の人は、間質性肺炎を発症しやすく、命を落とすケースが非常に多いです。

若いうちから肺を鍛えることで肺炎を予防する

肺炎は重症化すると、ガス交換を行う肺胞が次々と破壊されます。すると脳は、不足した血中の酸素濃度を上げようと、心臓に心拍数を上げるように命令します。

若い人はそれで助かりますが、心肺機能が衰えている高齢者は、呼吸不全や循環不全になり、亡くなってしまうのです。

肺炎で亡くなる人のほとんどは65歳以上の高齢者です。肺炎の典型的な症状は、激しい咳や息切れ、高熱などが挙げられますが、高齢になるほどこのようなわかりやすい症状が出にくくなります。

微熱やだるさがある程度なのに、じつは肺炎が隠れていた、という人が高齢になるほど多くなります。そのため、気づいたら取り返しのつかない病態になっている人も少なくありません。

肺炎にならないためには、**ウイルスや細菌に負けない免疫力を高めること、そして、呼吸力を維持して肺胞の劣化を防ぐこと**に尽きます。呼吸筋の柔軟性を高め、ゆっくりと深く呼吸し、若いうちから肺の健康を維持するよう心がけましょう。

新型コロナウイルスの新たな脅威「ハッピー・ハイポキシア」とは?

新型コロナウイルス感染症の脅威のひとつに、「ハッピー・ハイポキシア」があります。

ハッピー・ハイポキシアは「幸せな低酸素症」と訳せます。

何が幸せかというと、新型コロナウイルス感染症の患者の中には、血中の酸素濃度が人工呼吸器を使わなければならないほど低かったにもかかわらず、呼吸困難などの自覚症状が見られない人がいる、という事例が報告されているからです。息切れなどの苦しい自覚症状がないため、「ハッピー」というわけで、この言葉はアメリカの『ウォール・ストリート・ジャーナル』が命名しました。

しかし、自覚症状がなくても、血中の酸素は不足しているため、肺炎の病態は進行し、突然、心臓発作や脳卒中などで亡くなることがあります。つまり、実際はハッピーでもなんでもなく、医師や患者にとっては**「サイレント・ハイポキシア（静かな低酸素症）」が重症化リスクを見逃す一因**となっているのです。

メディアでも、軽症者が突然重症化したり、亡くなったりしたという報道が頻繁にされています。その一因は「ハッピー・ハイポキシア」にあるのではないかと推測する人もいますが、真相はまだわかりません。

「ハッピー・ハイポキシア」は、アメリカの著名な呼吸生理学の研究者であるマーチン・トビン氏らの研究チームが、米国胸部学会の学会誌に論文を発表し、その後、次々と臨床研究の論文が出ています。

通常、人間の血中酸素濃度は90パーセント台後半で、80パーセント台に低下すると生命の危機にさらされます。しかし、今回の新型コロナウイルスでは、60パーセント台という医学的には絶対に生きられない数字でありながら、息切れを起こさず生存している患者も報告されているのです。

血中酸素濃度が60パーセント台で生存していたという報告は誤りだとも考えられますが、**「低酸素なのに症状が出ず、その後、重症化する」**事例があるのは事実です。

そもそも低酸素症にならない体づくりをしなければならない

ここで私がいいたいのは、仮に新型コロナウイルス感染症が、「ハッピー・ハイポキシア」のような未知の症状が現れるとしても、恐れるに足らない、過剰な心配をする必要はない、ということです。

なぜなら、**免疫力が高く、呼吸力が強く、しっかりと肺胞がガス交換をしていれば、「そもそも低酸素症にはならない」**からです。

体が健康ならば、関係のない話なのです。

コロナ禍においては、これからも真偽の定かでないさまざまな情報が飛び交うでしょう。しかし、体を守るためにできることは「肺を鍛える」、これに尽きます。

必要以上にコロナにおびえて不安になることは、自律神経のバランスを崩すことにつながります。やるべきことをやって、不安になりすぎないようにしましょう。

日本人の死因第6位「誤嚥性肺炎」も肺活で防げる

高齢化に伴って、いま日本では「誤嚥性肺炎《ごえんせいはいえん》」になる人が非常に増えています。

厚生労働省による2019年の「人口動態統計」によると、日本人の死因の第1位は悪性新生物（がん）、第2位は心疾患、第3位は老衰、第4位は脳血管疾患、第5位は肺炎、第6位は誤嚥性肺炎となっています。最近は誤嚥性肺炎の患者が増えすぎ、呼吸器内科だけでは対応ができない病院も増えているようです。

誤嚥性肺炎は、本来口から食道に入っていく食べ物や唾液が気道に入ってしまい、食べ物や唾液に含まれている細菌によって発症します。

嚥下力《えんげりょく》（飲み込む力）は高齢になるほど衰えていきます。食事中にむせたり、咳をしたりすることは誰にでもありますが、これは気道に食べ物が入る（誤嚥）を防ぐための正常な体の反応です。しかし、高齢になるとこの力が衰えるため、食べ物や唾液が気道に入りやすくなります。

口の中には700種類以上の細菌がいて、それらの菌が肺で増殖すると、肺炎が発症します。これが誤嚥性肺炎のメカニズムです。

誤嚥性肺炎を予防するには、呼吸機能を高めることが大切です。呼吸機能が高まると、気管に食べ物が入ったとしても、反射的に咳き込んで、異物を排出しやすくなります。つまり、「飲み込む力」は「呼吸する力」と密接に関わっているわけです。

たとえば、膨らませた風船と萎んだ風船では、膨らませた風船のほうが勢いよく空気を出すことができます。それと同じで、肺活量がある人ほど、異物を出す力も強いため、誤嚥性肺炎になりにくいのです。

お伝えしてきたように、加齢とともに肺の機能は衰え、浅い呼吸になってしまいます。**「肺活トレーニング」をして呼吸筋をほぐせば、肺活量が増え、異物が気管に入りそうになっても押し戻すことができる**でしょう。「飲み込む」という一見関係のなさそうなことにも、肺の機能はこのように関わっています。

基礎疾患の予防には自律神経のバランスが大切

新型コロナウイルス感染症は、基礎疾患がある人ほど重症化リスクが高まります。アメリカの疾病予防管理センター（CDC）の発表したガイドラインを見ると、「がん」「慢性腎疾患」「COPD（慢性閉塞性肺疾患）」「肥満」「心臓疾患」「脳血管疾患」「糖尿病」「高血圧」「肝疾患」「免疫不全」「認知症」などの病気を持っている人は、重症化のリスクが高まる可能性があるとしています。

健康診断や人間ドックで検査の数値が悪かったり、すでに持病を抱えている人は、このコロナ禍をきっかけに、いま一度ご自身の健康状態を見つめ直すことをオススメします。

いまは先に挙げたような基礎疾患とは無縁だったとしても、不健康な生活を続けていると、必ずどこかに病気の形となって現れてきます。

実際、近年、基礎疾患を持つ患者の数は増加傾向にあります。厚生労働省の「２０１７年患者調査の概況」によると、糖尿病の患者数は３２８万９０００人（２００５年に比べて約１・３倍）で過去最高、がんや心臓疾患、脂質異常症などの患者数も２０１４年の前回調査に比べて増えています。基礎疾患は他人事ではないと自覚し、気づいたその日から、いまできることを始めるのが大切です。

その方法として、肺を鍛えて、自律神経のバランスを整えることを最優先してほしいと思います。自律神経のバランスを整えることは、あらゆる基礎疾患の予防になるといっても過言ではないからです。

高血圧、動脈硬化、脳梗塞、心筋梗塞を解消する

基礎疾患の中でも、血管系のトラブルは、深刻な結果を招く危険性があります。血管の中に「血栓」と呼ばれる塊ができると、脳梗塞や心筋梗塞のリスクが高まり、最悪の場合は命を落としかねません。

血栓ができてしまういちばんの理由は、全身を巡る血流が悪いからです。

先に解説したとおり、血管の動きをコントロールしているのは自律神経です。自律神経のバランスがいいと、交感神経が血管を収縮させ、副交感神経が血管を弛緩させる動きが交互に起こります。この血管の収縮と弛緩がダイナミックに展開されると、血流がスムーズになります。

しかし、交感神経が過剰に働いていると、血管の収縮が過剰になり、体に充分な量

の血液が巡らなくなってしまいます。水の流れているホースにたとえてみると、交感神経が過剰だとホースが細くなり水量が少なくなってしまうイメージです。

一方、副交感神経の働きを高めて自律神経のバランスが整うと、ホースそのものが太くなり、たっぷりの血流をからだに送ることができます。

高血圧の人は、交感神経が優位に働いていることがほとんどです。血管が収縮して、細い血管の中を血液が流れていくため、その分圧力が血管にかかってしまい、高血圧になるのです。

血管の線維化を防ぐために、血流を良くしよう

また、交感神経が過剰に働いていると、細くなった血管の中を赤血球や白血球、血小板などが高速で流れていく際、血管内皮細胞（血管の内側を構成している細胞）を傷つけてしまいやすくなります。できた傷に血中成分が引っかかっていくことで、血栓が生成されていきます。

その際、「線維化」と呼ばれる組織が硬くなる現象が進んでいき、動脈硬化が進行

します。

血栓ができ、動脈硬化が進行すると、血管は血液の流れの圧力に耐えられなくなり、脳梗塞や心筋梗塞といった病気のリスクが高まってしまうのです。

このように、自律神経のバランスの乱れは、全身の血流状態を悪化させ、重大な病気を引き起こす原因になります。**呼吸筋を鍛えて、日頃からゆっくりと深く呼吸する習慣をつくり、副交感神経の働きを高めていきましょう。**

テレワークで気をつけたい エコノミークラス症候群

昨今、会社がテレワークを導入し、椅子に座る時間が長くなっている人が増えていると思います。長時間デスクワークをする人が注意したい病気が、エコノミークラス症候群（肺塞栓症）です。エコノミークラスなどの狭い場所で過ごすときに発症する病気として有名ですが、長時間座っているデスクワークやオンラインゲーム中などにも起こる可能性があります。命を落とすこともある恐ろしい病気です。

エコノミークラス症候群は、肺と心臓の間の血管に血の塊などが詰まって発症します。狭い空間で身動きせず過ごしていると、足の血流が不足し、血の塊が生まれ、血の塊が心臓から肺に向かう血管を詰まらせてしまうのです。血管の詰まりによって、肺胞の毛細血管への血流が途絶えてしまうと、肺胞から酸素を取り込めなくなり、呼吸困難や胸の痛み、動悸、めまいなどが起こり、最悪、命を落としてしまうこともあります。

自律神経のバランスを整えて血液サラサラを維持しよう

エコノミークラス症候群の最大の原因は「足の血流不足」です。血流不足を解消するには、まずは長時間同じ姿勢でいないことを心がけることが大切です。デスクワークでは、最低でも30分に1回は立ち上がって歩くようにしましょう。脱水も発症リスクを高めるため、水分補給を怠らないようにしてください。

また、そもそも「血液ドロドロ」で、血液の質や血流が悪い人は、血の塊ができやすいため、エコノミークラス症候群の発症リスクが高いといえます。肺を鍛えて自律神経のバランスを整え、血流をアップさせることで、日頃から血の塊ができにくい体づくりをすることが、何よりの予防になるでしょう。

「糖尿病」「脂質異常症」の根本原因も血流悪化にある

高血圧と同じく、糖尿病や脂質異常症といった病気も、症状が全身に及ぶ怖い病気です。その理由は、これらの病気はいずれも血管内皮細胞を傷つけて重症化するものだからです。

血液中のブドウ糖（血糖）が増えすぎて発症する糖尿病も、血液中の中性脂肪や悪玉コレステロールが増えすぎた脂質異常症も、治療法は投薬と生活習慣の改善に限られています。しかし、投薬はあくまで対症療法であり、血流が悪いままだと満足な効果は期待できません。また、いくら食生活を改善しても、血流が悪ければ根本的な回復は望めないでしょう。

なぜなら、**糖尿病や脂質異常症においても、諸悪の根源は「血流の悪化」にある**といえるからです。

糖尿病で脚を切断しなければならないのはなぜか

糖尿病は、血液中のブドウ糖が増えすぎてコントロールできなくなる病気です。遺伝的要因を持たない人でも、暴飲暴食を続けると発症するため、食生活の改善は必要不可欠です。

しかし、交感神経が優位に働き血流の悪い人は、食生活の改善をしてもなかなか治療がうまくいきません。なぜかというと、**血流が悪いと、膵臓《すいぞう》や腎臓など、糖尿病と関わりが深い臓器の機能が改善しない**からです。

血中の過剰なブドウ糖は、血管内皮細胞を傷つける原因になります。糖尿病の患者には「壊疽《えそ》」という、組織が死んで腐ってしまう合併症がよく見られます。最悪の場合、脚を切断しなければなりません。

なぜ、こんなことが起きるのかというと、毛細血管の末端まで、血流が届いていないないからです。血流が届かなくなれば、酸素も栄養も不足し、細胞は死んでしまうのです。糖尿病で壊疽が起きやすいのは、血流が不足していると同時に、血中のブドウ糖が血管内皮細胞を傷つけるという、二重のダメージを与えるからです。

また、脂質異常症についても、中性脂肪や悪玉コレステロール値を下げることは大切ですが、同時に意識しなければならないのは「血流」です。血流が悪いと、中性脂肪や悪玉コレステロールが血栓を作り、動脈硬化を進め、脳梗塞や心筋梗塞などが発症する危険性があります。

人間はロボットのように分解して治療できない

これらの病気は、一見、自律神経とは関係のないように思えます。しかしこのように、**自律神経のバランスが乱れて血流の状態が悪いと、せっかく食生活を改善しても、治療はうまくいかない**のです。

このことは、腎臓疾患や肝臓疾患など、特定の臓器が病気になっている場合にも同じことがいえます。私たちの体は、ロボットのようにパーツに分解して治すことはできません。すべては自律神経や血流によってつながっているからです。どんな病気であっても、自律神経のバランスが崩れ、血流が悪化している状態で治療しても、望む効果は半減すると考えてください。

現代医療は、心臓が悪ければ心臓を、肝臓が悪ければ肝臓を、腎臓が悪ければ腎臓を治療するといった、人間をパーツで分けて治療する対症療法が主流です。それで効果が得られなかったり、すぐに再発したりしてしまうのは、その臓器が本当に悪くなった原因が改善されていないからといえます。

臓器が悪くなる最大の原因は、肺の衰えによる血流不足です。

血液の中の酸素や栄養素、免疫細胞をすみずみの細胞まで届けることができれば、人は健康になれます。

このことはつねに念頭に置いておきましょう。

「がん」の予防には、免疫システムの正常化が必要

日本人の死亡原因の第1位「がん」。

2018年にがんで死亡した人は37万人を超え、2017年に新たにがんと診断された人はおよそ100万人にのぼります。

死亡数が多いがんは、男女合計で、第1位「肺がん」、第2位「大腸がん」、第3位「胃がん」です。

これは、生命維持の要である「肺」と「腸」ががんになると、命をおびやかすことを物語っているデータといえます。

まず、がん全般について解説します。

がんとは、体の細胞が突然変異によってがん細胞になり、それが増殖する病気で

す。じつは、健康な人でも毎日数千個のがん細胞が生まれています。にもかかわらず、病気にならないのは、全身の免疫システムが正常に機能しているからです。

がん細胞を攻撃してくれるのは、第2章でも紹介した「ナチュラルキラー細胞」や「樹状細胞」「T細胞」などの免疫細胞たちです。免疫システムが正常に機能していれば、どこにがん細胞が出現しようと、免疫細胞たちが処理をしてくれます。

しかし、全身の血流が不足していると、酸素や栄養素は優先的に脳に使われるため、体の細胞は深刻な血流不足に陥ります。血流が不足するということは、免疫細胞たちの数が減り、弱まるということです。その結果、がん細胞の増殖を抑え込めず、がんが発症してしまうことになります。

つまり、**がんを予防するには、酸素と栄養をたっぷり含んだ血液を、全身にくまなく送ることが重要**になってきます。肺活量を上げて、血中の酸素濃度を高めることは、がんの予防にも極めて有効となります。

なぜ非喫煙者も肺がんになるのか

次に、死亡数が多い「肺がん」を見ていきましょう。

肺がんというと、喫煙者のがんのイメージがありますが、一概にそうはいえません。

肺がんは発生部位によって2種類に分けられます。

肺の入り口の太い気管支に発生するがんを「中心型肺がん」といいます。喫煙者はこの肺がんになりやすいです。

もうひとつは、細い気管支や肺胞に発生する「末梢型肺がん」です。このタイプは非喫煙者でも多く発生します。

とはいえ、**肺がんになる原因の70パーセントは喫煙**です。タバコの煙には200種類以上の有害物質が含まれており、毎日タバコを吸う人は吸わない人の4・5倍の発症リスクがあるといわれています。

肺がん発症の理由として、タバコ以外にも、自動車の排出ガスや大気汚染物質、放射性物質、アスベストなどが指摘されています。

また、近年のさまざまな研究では、女性ホルモンのエストロゲンと肺がんの発症との関連性が指摘されています。**月経期間が長い（初潮が早く、閉経が遅い）女性や、エストロゲン補充療法を受けた女性に、肺がんの発症率が高い**ことが報告されています。エストロゲンの補充療法を受けている女性は、定期的にCT検査を受けることをオススメします。

肺がんを予防するうえで確実にいえるのは、タバコの煙をはじめとする有害物質を肺の中に入れないこと、そして日頃からゆっくりと深い呼吸を習慣化して、肺胞の健康を保ち、免疫力をキープしておくことが何より大切でしょう。

大腸がん予防のカギは腸内細菌

死亡数2位の「大腸がん」の発症に関しては、腸内細菌が深く関わっています。

2019年、大阪大学などの共同研究チームは、アメリカの医学誌『ネイチャーメディシン』に、大腸がんの発症に関わる腸内細菌を特定したことを発表しました。

大腸検査を受けた616人の便の分析や、内視鏡検査データなどを解析したところ、大腸がんの発症初期には、アトポビウム、アクチノマイセスなどの悪玉菌が増えていたのに対し、ビフィズス菌などの善玉菌の数が減っていることが判明したのです。

このことから、腸内フローラを善玉菌優勢に保つことが、大腸がんの予防になると期待されています。

第2章で述べたとおり、**腸内環境を善玉菌優勢にするには、腸の蠕動運動を促すために、自律神経のバランスを整えることが非常に有効**になってきます。

もちろん、発酵食品や食物繊維を食べることも重要ですが、肺を鍛えて良い呼吸を実現し、自律神経のバランスが整えば、鬼に金棒です。

最高の肺活によって、最高の腸活を実現しましょう。

「慢性疲労」克服の決め手は、「脳疲労」の解消である

ストレス社会といわれる現在、多くの人が疲労感を抱えながら生きています。睡眠不足や人間関係の悩み、働きすぎなどで、体や心に負担がかかった結果、疲れやすく、朝起きても体がだるく、何をするにも億劫《おっくう》になるなど、慢性疲労を抱えたまま生活している人が非常に増えています。

2012年に厚生労働省疲労研究班が2000人に行った調査では、およそ4割の人が6カ月以上続く慢性的な疲労を抱えていると回答しました。あなたもその中の一人かもしれません。

「疲労」は、「発熱」や「痛み」とともに、三大生体アラームと呼ばれています。

しかし、「痛み」のように急性でないことや、「発熱」のように客観的な物差しがな

いため、多くの人が疲労を放置して無理をしてしまいがちです。疲労を感じているということは、心身が不調のアラームを発しているのであり、放置していると、これまで解説してきた病気や、うつ病などのメンタル疾患を発症しかねません。

なぜなら、あなたの抱えたその疲労もまた、自律神経の乱れや血流不足が大きく関係しているからです。

慢性疲労やうつ病を抱えている人は、「脳の血流が不足している」という研究が世界中で行われています。血流が不足しているということは、酸素も不足しているということです。そのため、肺を鍛えて良質な呼吸をすることが、脳の血流不足を解消する手助けになります。

疲労には肉体的疲労や精神的疲労などさまざまな要因がありますが、最終的に「疲れた」と感じているのは脳です。

体を休めても疲労感が抜けない人は、「脳疲労」を起こしていると考えられます。

脳の血流不足によって、アミロイドβタンパク質やタウタンパク質といった疲労物質がたまったままになっていると、どんなに体を休めても疲れがとれないのです。これらの疲労物質は、認知症の原因物質でもあります。**脳の血流不足は、認知症のリスクを高める**ことにもつながります。

自律神経のバランスを整えて「脳疲労」を手放す

脳疲労を改善するには、良質な睡眠をとることが重要です。

睡眠には、「肉体の疲労回復」「記憶の整理によるストレスの緩和」「自律神経のズレのリセット」など、疲労回復に欠かせない役割があります。

私たちの体は、目覚めて朝日を目で感じると、体内時計がリセットされます。そこから日中は交感神経の働きが高まり、夜になるに従って副交感神経の働きが高まるのが健康的な人の自律神経です。

人間の体には「時計遺伝子」と呼ばれる遺伝子があり、体温や血圧、代謝やホルモン分泌など、ほぼすべての生体機能はおよそ24時間周期で変動しています。自律神経の変動もこの周期に組み込まれているため、健康な人なら日中は交感神経の働きが高まり、夜は副交感神経の働きが高まるのです。

しかし、規則正しい睡眠がとれていないと、体内時計が狂っていくので、夜になっても交感神経が高いなど、自律神経のバランスも乱れてしまいます。

すると、脳への血流が滞り、脳疲労が加速してしまいます。

疲労回復には、鼻呼吸でゆっくりと深く呼吸しよう

睡眠の大切さはわかるけれど、寝つきが悪い、ぐっすり眠れないという人もいるでしょう。そんな人こそ、ぜひ「肺活トレーニング」を行い、ゆっくりと深く呼吸することを習慣にしてみてください。**睡眠の質が悪いのは、夜になっても副交感神経の働きが上がらず、体がおやすみモードになっていないから**です。

そして、寝る前はスマートフォンを使うのはやめましょう。スマホや蛍光灯などに使われているブルーライトは、波長が日中の太陽と同じなので、交感神経が刺激されてしまうからです。

また、**脳疲労を改善するには「鼻呼吸」を意識することも大切**です。

2013年に医学誌「ニューロレポート」で、「口呼吸をしていると脳の前頭葉の酸素消費が多くなり、活動が休まらない」との研究報告がされました。

前頭葉は、論理的思考や理性、やる気などを司る脳の部位です。口呼吸によって前頭葉の酸素消費量が増えると、脳全体が酸素不足になる可能性があります。それがまた、脳疲労がとれない一因になります。

慢性疲労から回復するためには、鼻呼吸でゆっくりと深く呼吸し、副交感神経の働きを高める必要があります。脳の健康を守るためにも、肺を鍛えて自律神経のバランスを整えていきましょう。

増加するメンタルトラブルは「肺」と「腸」から対策を

うつ病の患者さんにも、脳の血流不足が確認できます。つまり、**慢性疲労を放置していると、うつ病を発症するリスクがある**ということです。

2017年時点で、日本のうつ病患者はおよそ73万人、病院で診察していない潜在患者数は230万人になると推定されています。1993年時点のデータを見ると、およそ13万人ですので、いかに昨今うつ病になる人が増えているかがわかります。

私が思うに、いまの現役世代は、がんばりすぎています。もちろん、がんばらなければならない経済的事情や、がんばることを美徳とする社会的空気もあるでしょう。

しかし、うつ病という命にも関わる重大な病に、これだけたくさんの人がかかっているということは、もはや国家的な緊急事態です。

けれど、一朝一夕《いっちょういっせき》に社会を変えることはできません。

医師である私ができることは、どうすれば心の苦しみから解放されるのか、医学的なアドバイスを送ることです。

ここでは、「腸内環境」の視点から、うつなどのメンタルトラブル対策を考えてみたいと思います。

脳腸相関を利用すれば、メンタルを改善できる

「脳腸相関」という言葉をご存じでしょうか。

脳腸相関とは、脳が不安やストレスを感じると腸内環境が悪化し、腸内環境が悪化すると脳が不安やストレスを感じる、**脳と腸が互いに影響を及ぼし合っている関係**のことです。

強いストレスを受けてお腹が痛くなったり、緊張すると下痢をしてしまったりなどは、脳腸相関を端的に物語っているといえます。

国立精神・神経医療研究センター・功刀浩《くぬぎひろし》氏の研究グループは、うつ病の患者にはビフィズス菌や乳酸菌などの善玉菌の数が明らかに少ないことを突き止めました。善玉菌が少ないからうつ病を発症したのか、うつ病になったから善玉菌が減ったのか、その因果関係は研究途中ですが、「脳腸相関」であることを考えると、**腸内環境を良好にすることが、うつ病などのメンタルトラブルに効果的**だと考えられます。

心はコントロールできなくても、自律神経ならコントロールできる

また、幸せホルモンとも呼ばれる「セロトニン」や「ドーパミン」といった脳の神経伝達物質は、その前駆体(物質が生成する前の段階の物質)が腸で合成され、血流によって脳内に運ばれています。

とくに、セロトニンの前駆体は腸で90パーセントも作られています。医学的に、うつ病はセロトニンが不足すると発症するため、腸内環境を整えることは、セロトニン合成という視点からも極めて有効になってきます。

ストレスを感じるな、不安になるな、といわれても、ストレスを感じて、不安になってしまうのが人間というものです。

心は自由自在にコントロールすることはできません。

しかし、自律神経のバランスなら、手っ取り早くコントロールすることができます。

肺活力を鍛え、呼吸が深くなれば、自律神経のバランスが整います。

すると、腸は善玉菌優勢の環境になり、セロトニンの合成も増加します。

その結果、いつの間にか心は晴れやかに澄み渡ってくるでしょう。

新鮮な酸素を思いっきり吸い込んで、憂鬱《ゆううつ》な気持ちを吹き飛ばしていきましょう。

呼吸筋を鍛えて「腰痛、肩こり、冷え性」と決別する

「肺活トレーニング」をして、横隔膜が大きく上下する呼吸を続けると、腰痛の予防にもなります。

腰痛は、体幹のインナーマッスル（体の奥にある筋肉）が衰えて体を支えられなくなり、その分の負担が腰にかかることで起きることが多いです。腰にダメージが蓄積すると、筋肉の細胞への血流が滞って、痛み物質が生成されます。これが多くの腰痛の一因です。

試しにいま、ゆっくりと深い呼吸をしてみてください。

横隔膜を大きく動かす呼吸をすると、息を吐くときにお腹は凹み、息を吸うときにお腹が膨らんだはずです。このときにお腹にかかっている圧力を「腹圧」といいます。

腹圧を高めると、インナーマッスルが鍛えられて、体幹が安定してきます。

その結果、それまで腰にダメージを与えていた負担が軽減され、腰痛の改善につながります。さらに、深い呼吸によって血流がアップすると、筋肉にたまった痛み物質などの老廃物を掃除してくれます。このことも腰痛対策に有効です。

一流アスリートたちのコンディショニングを担当している米・スタンフォード大学スポーツ医局も、疲労回復や腰痛などのケガの予防のため、腹圧を高める呼吸法を取り入れています。アスリートたちは、腹圧を高める呼吸法を実践し始めてから、コンディションがよくなり、飛躍的にパフォーマンスが上がったそうです。

呼吸筋が衰えていると、ゆっくりと深い呼吸をしようと思っても、胸郭は広がりづらく、横隔膜の動きが小さくなります。だからこそ**「肺活トレーニング」で呼吸筋の柔軟性を高めることが腰痛対策にも重要**なのです。

毛細血管の血流が増えれば、疲労物質が掃除される

肩こりの改善にも「肺活トレーニング」が役立ちます。

肩こりの原因は腰痛と同じで、筋肉への血流が滞り、疲労物質がたまるからです。筋肉はすべて毛細血管に覆われています。毛細血管の血流は、太い血管に比べて滞りやすく、そのためすぐに筋肉は硬直してしまいます。

筋肉が硬くなると、私たちは筋肉の「こり」を取るために、揉《も》んだりマッサージしたりしますが、じつはあれは筋肉がほぐれるから楽になっているのではありません。筋肉を揉むことで、そこを走っている毛細血管の血流がアップし、その結果、疲労物質が洗い流されてこりが解消しているのです。

そのため、マッサージなどでいくら局所的にこりをほぐしても、全身の血流状態が悪い人は、すぐにまた肩こりになってしまうことになります。

「肺活トレーニング」をすると、肩甲骨まわりの筋肉、脊柱起立筋、肋間筋など、肩こりに関わる筋肉の毛細血管の血流をアップさせることができます。それだけでなく、**深い呼吸によって全身の血流が高まる**ので、この点からも肩こりに効果的なのです。

冷え性やむくみも血流アップで解消

冷え性の方の9割は、交感神経が過剰に高ぶって、血流が悪くなっていることがほとんどです。夏でも手足の先が冷たいという人は、全身の血流がアップするように、浅い呼吸になっていないか確かめて改善するといいでしょう。

女性に多いむくみは、体内の水分分布に不具合が生じ、本来あるべきではない場所に水分や老廃物がたまることが原因です。余分な水分や老廃物を回収していくのは血液の役割なので、血流アップがむくみの解消につながります。

ここで挙げた腰痛、肩こり、冷え性やむくみなどの症状は、誰にでもある「プチ不調」程度にお考えの人もいるでしょう。しかし、解説してきたように、**これらの不調は血流不足が原因**で引き起こされています。つまり、自律神経のバランスが崩れてしまっているのです。放置していると、深刻な病気がいつ襲ってくるかわかりません。不調は病へのサインと捉えて、早めに対策をしていくことが大切です。

「肥満」が重症化リスクを高める基礎疾患に数えられる理由

「ダイエットをしたい」というとき、一般の人の多くが「外見を良くしたい」という意味で使っている人が多いように思います。

しかし、医者がダイエットを勧めるのは、当然ながら健康のためです。

太っていることを個性と捉える潮流もあるようですが、医者の立場からすると、**肥満は一般の人が考えているより、はるかに悪い健康状態**であるといえます。

肥満とは、脂肪細胞が肥大化《ひだい》し、体が慢性炎症を起こしている状態です。

脂肪細胞が肥大化すると、血糖値が下がりにくくなります。正常な脂肪細胞は血液中のブドウ糖をスムーズに吸収して血糖値を下げてくれるのですが、肥大化した脂肪細胞はブドウ糖を吸収しにくくなるため、その結果、ブドウ糖を脂肪細胞に押し込む役割の膵臓に負担がかかっていきます。つまり、**肥満であることはすでに「軽い糖尿病になっている」といえる**のです。

血糖値が高いと、血中のブドウ糖が血管内皮細胞を破壊するため、動脈硬化が進行し、さまざまな血管系の疾患を発症させかねません。

また、**肥満は免疫力の著しい低下を招きます。**免疫の暴走を抑制するレギュラトリーT細胞の減少や機能低下が、肥満の人に確認されています。

新型コロナウイルス感染症においては、肥満の場合、重症化リスクが3倍になります。あるニューヨークの病院では、人工呼吸器をつけている50歳未満の患者の90パーセントは肥満だったといいます。

肥満が、新型コロナウイルス感染症の「年齢にかかわらず、重症化リスクが高くなる基礎疾患」に数えられていることが不思議だった人もいるかもしれませんが、このように肥満はすでに著しく健康を害している状態だといえるのです。

かといって、**極端な食事制限をするダイエットは禁物**です。食事制限によるダイエットは筋肉量を減らすため、基礎代謝が下がり、リバウンドしやすくなります。また健康面からも、体に必要な栄養素が不足すると、免疫力を落とす原因になります。免疫細胞の数を増やして活性化させるには、免疫細胞たちのエネルギー源となる栄養素が必須なのです。

腸内環境を整えるだけで10キロ減

最適なダイエット法は、肺を鍛えて「自律神経と腸内環境を整える」ことに尽きます。

腸内環境が悪化すると、消化吸収も悪くなります。

消化吸収が悪いと、イメージ的には「やせそう」と思いがちですが、実際は真逆です。

消化吸収が悪いと、腸の中に毒素や不廃物がたまっていきます。汚れた腸からは汚れた血液しか生まれません。毒素や不廃物を含んだ血液が全身を巡ると、脂質代謝が悪化し、内臓脂肪として蓄積されていくのです。

つまり、**同じカロリーを摂取したとしても、腸内環境が悪い人ほど太りやすい**といえます。

一方、腸内環境が良くなりきれいな血液が作られるようになれば、全身にもきれいな血液が行き渡ります。あわせて、肺から充分な酸素を取り込めていれば、酸素と栄養はエネルギーとして消費され、不要な脂肪を蓄えずに済みます。新陳代謝もよくなり、やせやすい体になります。

私の外来にいらっしゃる方の中には、腸内環境を整えただけで5～10キロのダイエットに成功した人も少なくありません。

「肺」と「腸」の両方にアプローチして肥満解消

先に解説したとおり、腸内環境を良好にするのに欠かせないのが、自律神経を整えることです。自律神経が整えば、腸の蠕動運動が活発になり、毒素や老廃物が排出されていきます。

同時に、深い呼吸によって血液に酸素をたくさん送れれば、腸からの栄養はエネルギーとして消費されるため、太りにくくなります。

このように呼吸によって自律神経を整えることは、「酸素（肺）」と「栄養（腸）」の両面にアプローチできるため、非常に効率よくエネルギーを燃焼させることができるのです。

健康になれば、肥満は必ず解消します。そのことを念頭に入れ、健康的なダイエットをしましょう。第5章では、腸内環境を整えるオススメの食事もお伝えします。参考にしてみてください。

第 4 章

弱った肺を修復する「肺活トレーニング」のやり方

肺活トレーニングの効果とやり方

肺活トレーニングとは、肺のまわりの呼吸筋群（左ページ参照）を鍛え、深い呼吸をできるようにするためのエクササイズです。行う時間帯に決まりはありませんので、好きな時間帯に（できれば食後30分は避ける）行ってみてください。無理のない範囲で、毎日1セット〜3セットを行うのがよいでしょう。

肺活トレーニングの際の呼吸の仕方

本書の154ページから、呼吸筋群を鍛えるための11のトレーニングを紹介します。まずは基本の呼吸法を取得して、トレーニングを実践してみましょう。

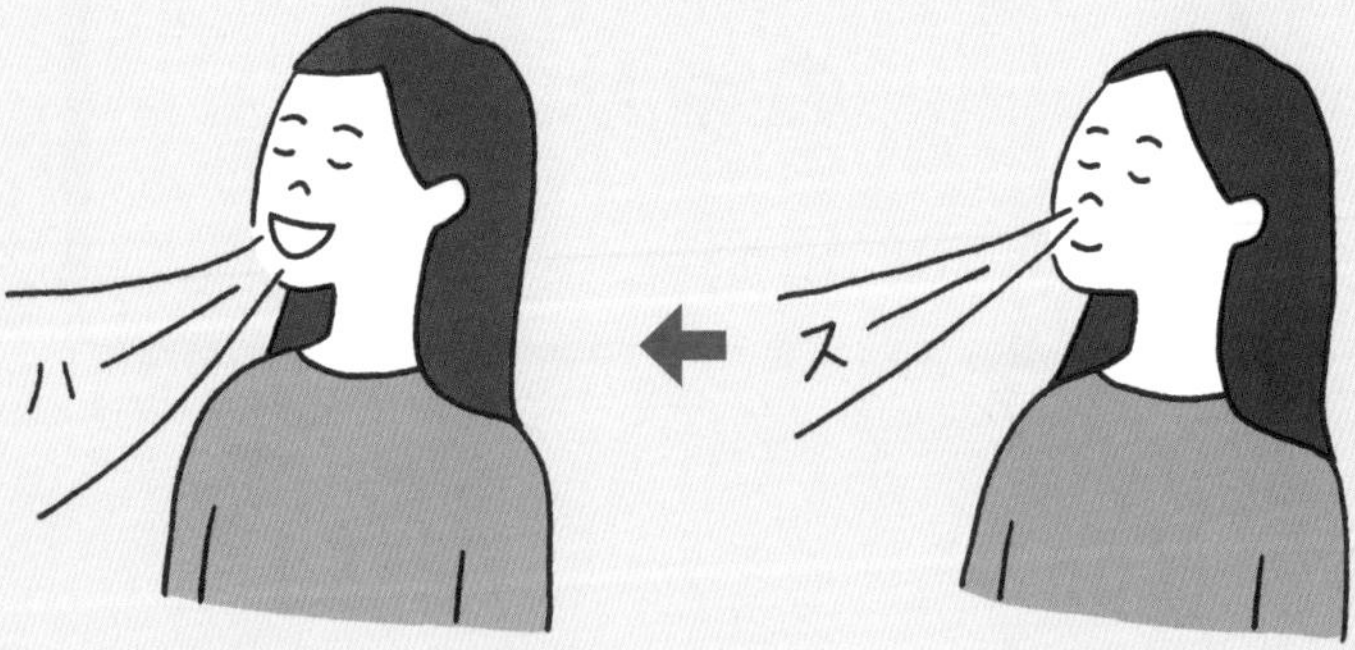

1. リラックスした状態で、3〜4秒かけて鼻から息を吸います。

2. 6〜8秒かけて口からゆっくり息を吐きます。

肺活トレーニングでアプローチする呼吸筋

呼吸筋は呼吸(胸式呼吸・腹式呼吸)に関わる筋肉の総称です。

肺活トレーニングで以下の筋肉を鍛えることで、呼吸する力を強化し、肺の機能を高めることができます。

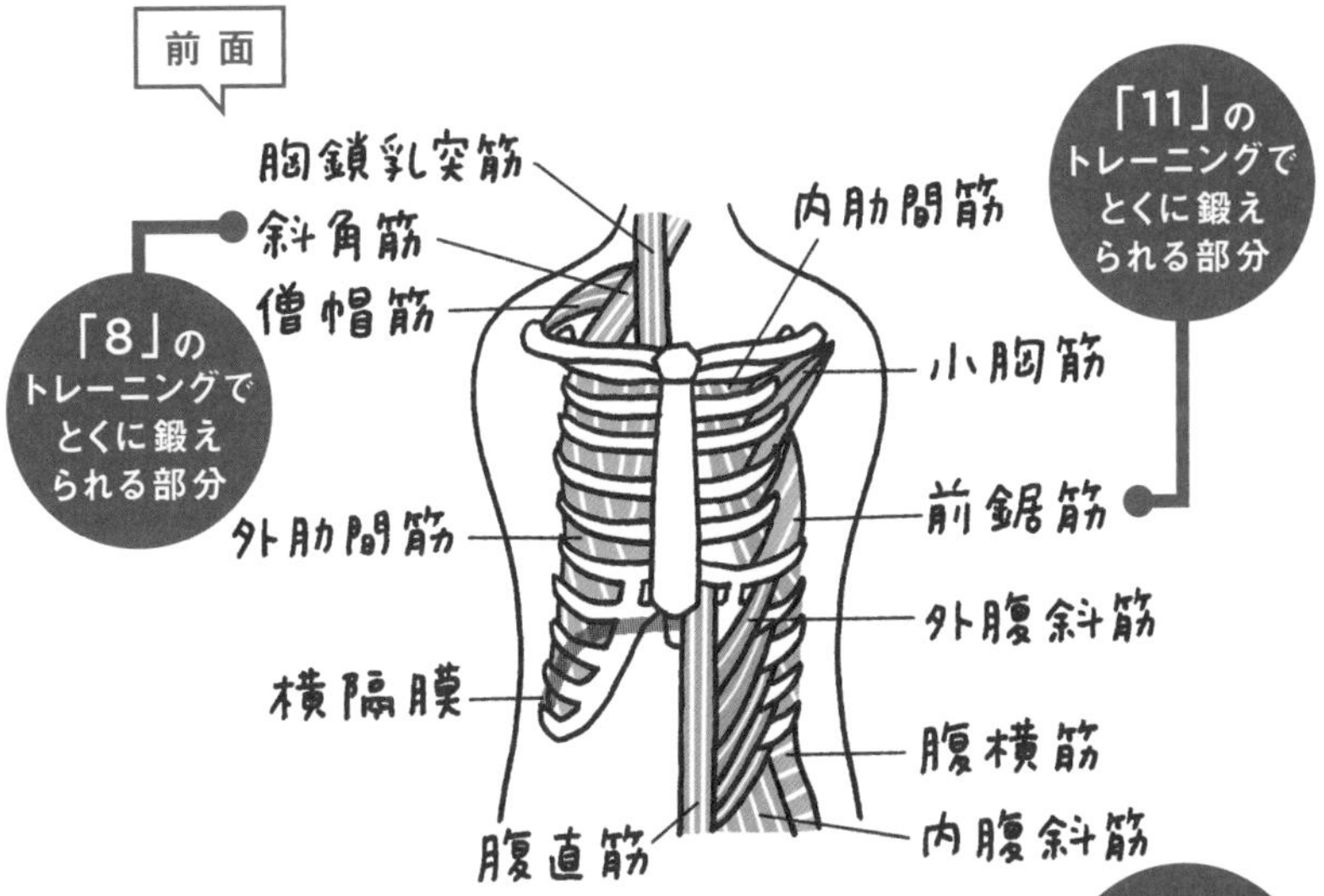

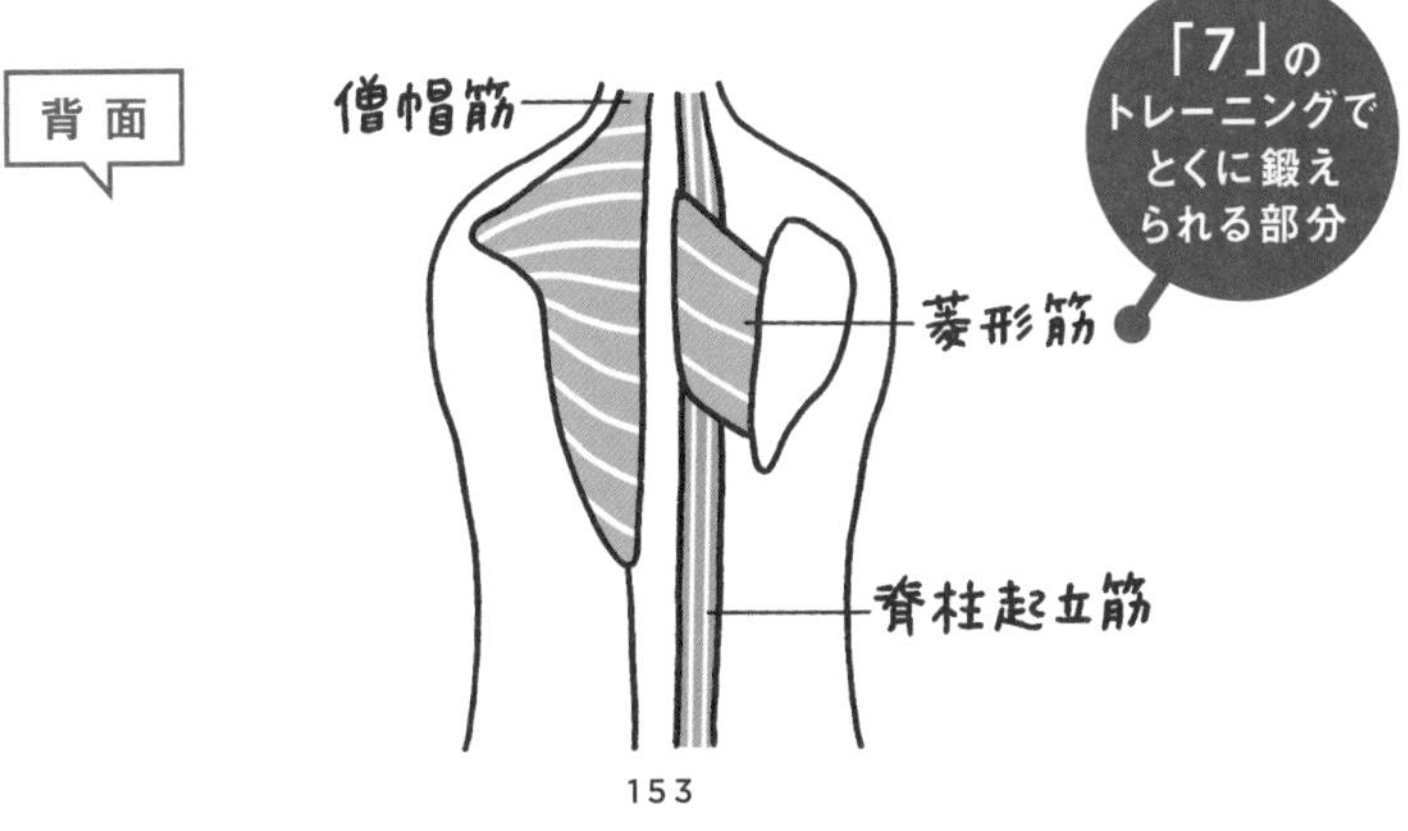

1. 胸郭のトレーニング

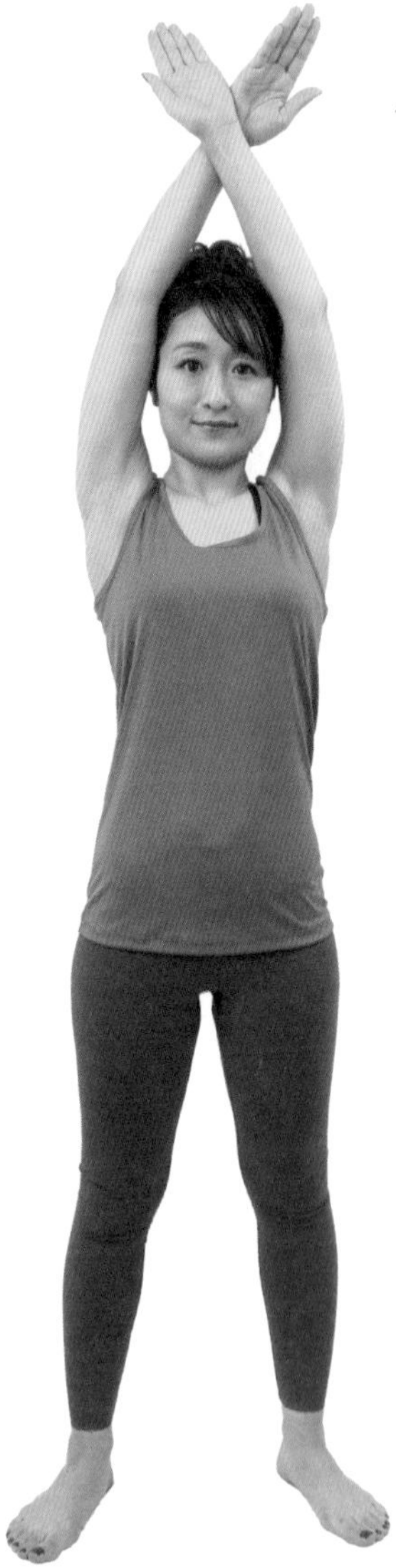

①

1. 足を肩幅に開き、
まっすぐに立つ。
2. 両手を頭上に伸ばして、
手首を固定するように
交差させる。
3. 鼻から息を吸いながら、
腕を上へと伸ばす。

②

1. 手首を交差させたまま、口からゆっくりと息を吐きながら体を右方向にゆっくりと倒す。
2. 鼻から息を吸いながら1の姿勢に戻す。
3. 左も同様にする。

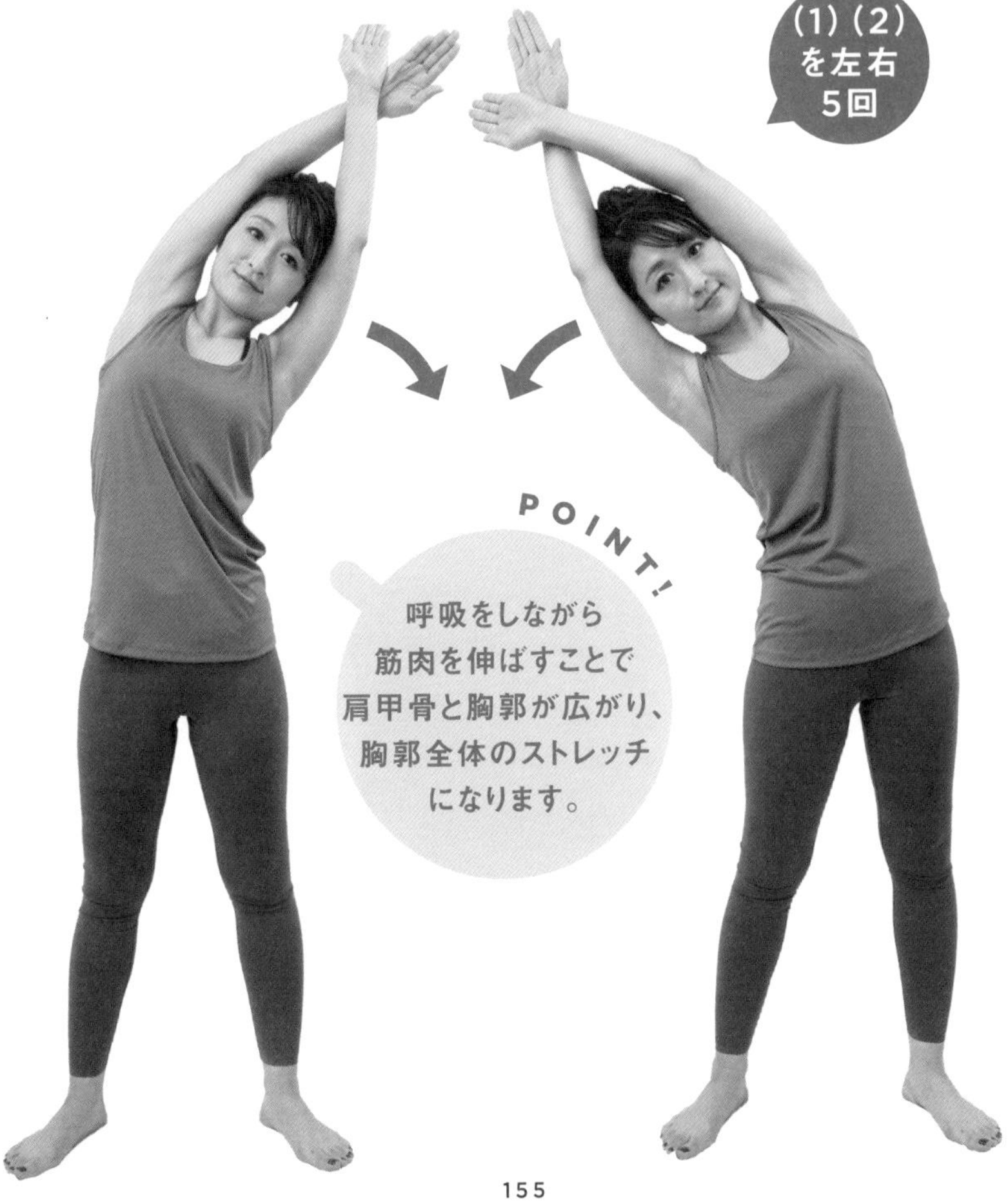
(1) (2)
を左右
5回
POINT!
呼吸をしながら
筋肉を伸ばすことで
肩甲骨と胸郭が広がり、
胸郭全体のストレッチ
になります。

2.肩甲骨のトレーニング

①

1. 足を肩幅に開き、まっすぐに立つ（座ったままでも可）。
2. 背筋を伸ばし、鼻から息を吸いながら手のひらを外側に向けた状態で両腕を開く（肘は90度に曲げる）。

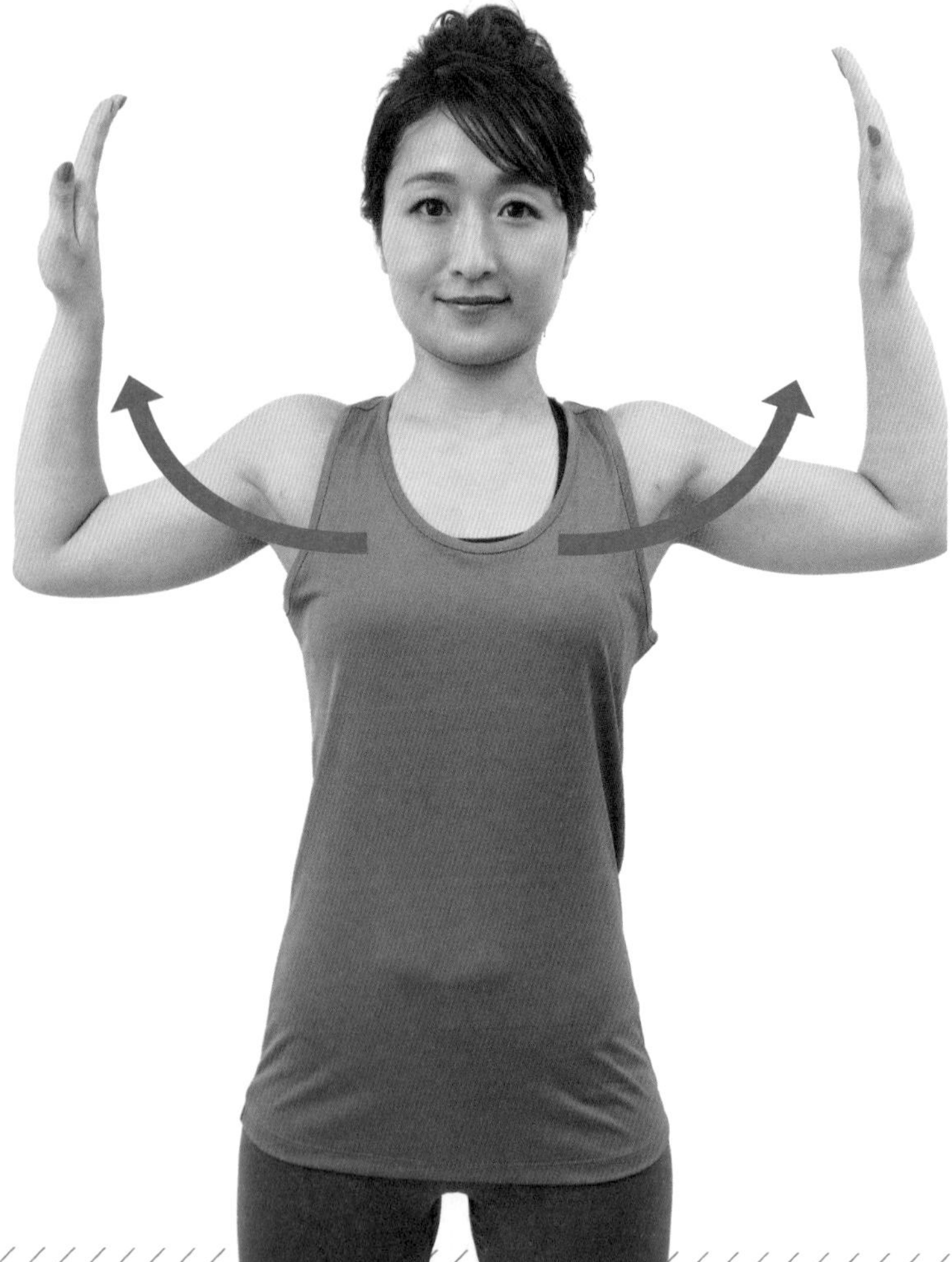

② 1. 口からゆっくりと息を吐きながら、
親指を外側にして手の甲が合わさるように
前腕を体の前で合わせる。

POINT!
肩甲骨周辺の
筋肉を伸ばすことで
肋間筋が広がり、
胸郭の動きが
スムーズになります。

(1)(2)
を10回

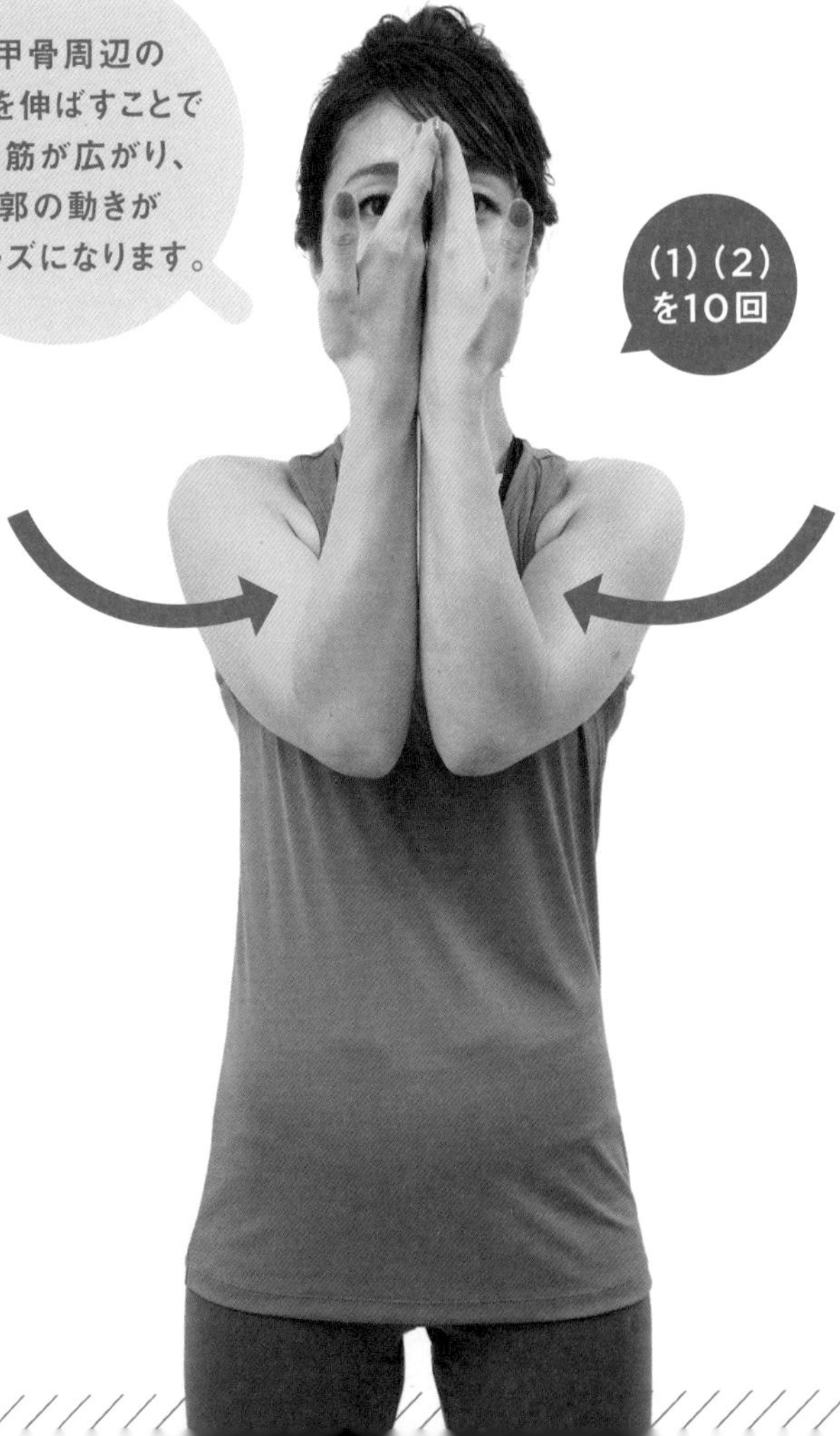

3. 肋骨まわりのトレーニング

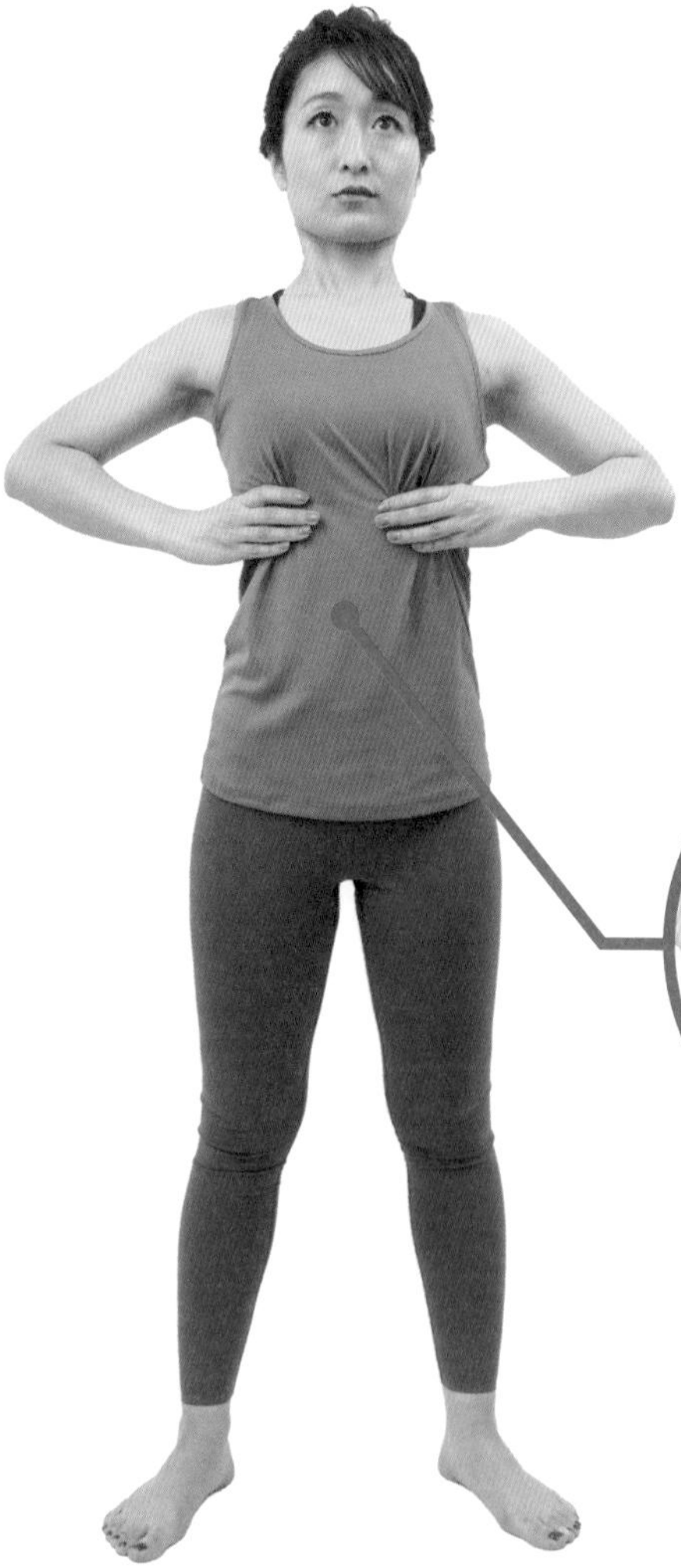

①

1. 足を肩幅に開き、まっすぐ立つ。
2. 胸の下の左右の肋骨あたりを両手でつかみ、やや上体を反らしながら鼻から息を吸う。

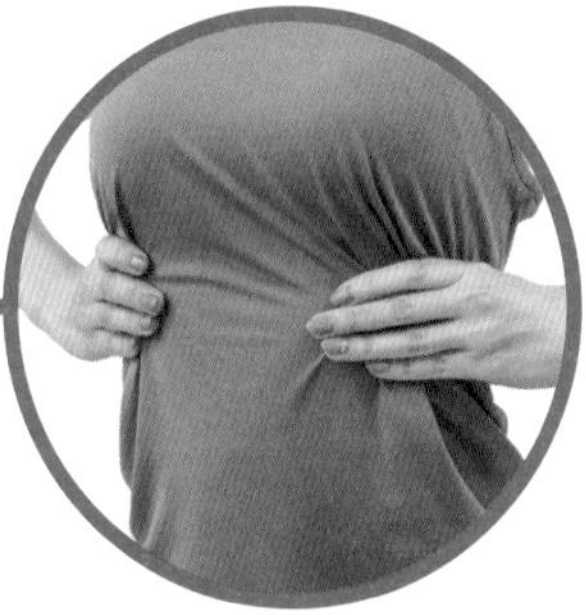

胸の下の左右の肋骨あたりを、力を入れすぎないように両手でつかみます。

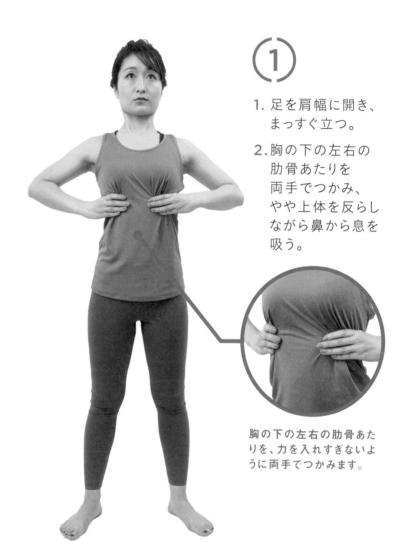

② 1. 肋骨あたりをつかんだまま、少し前かがみになり、口からゆっくりと息を吐ききる。

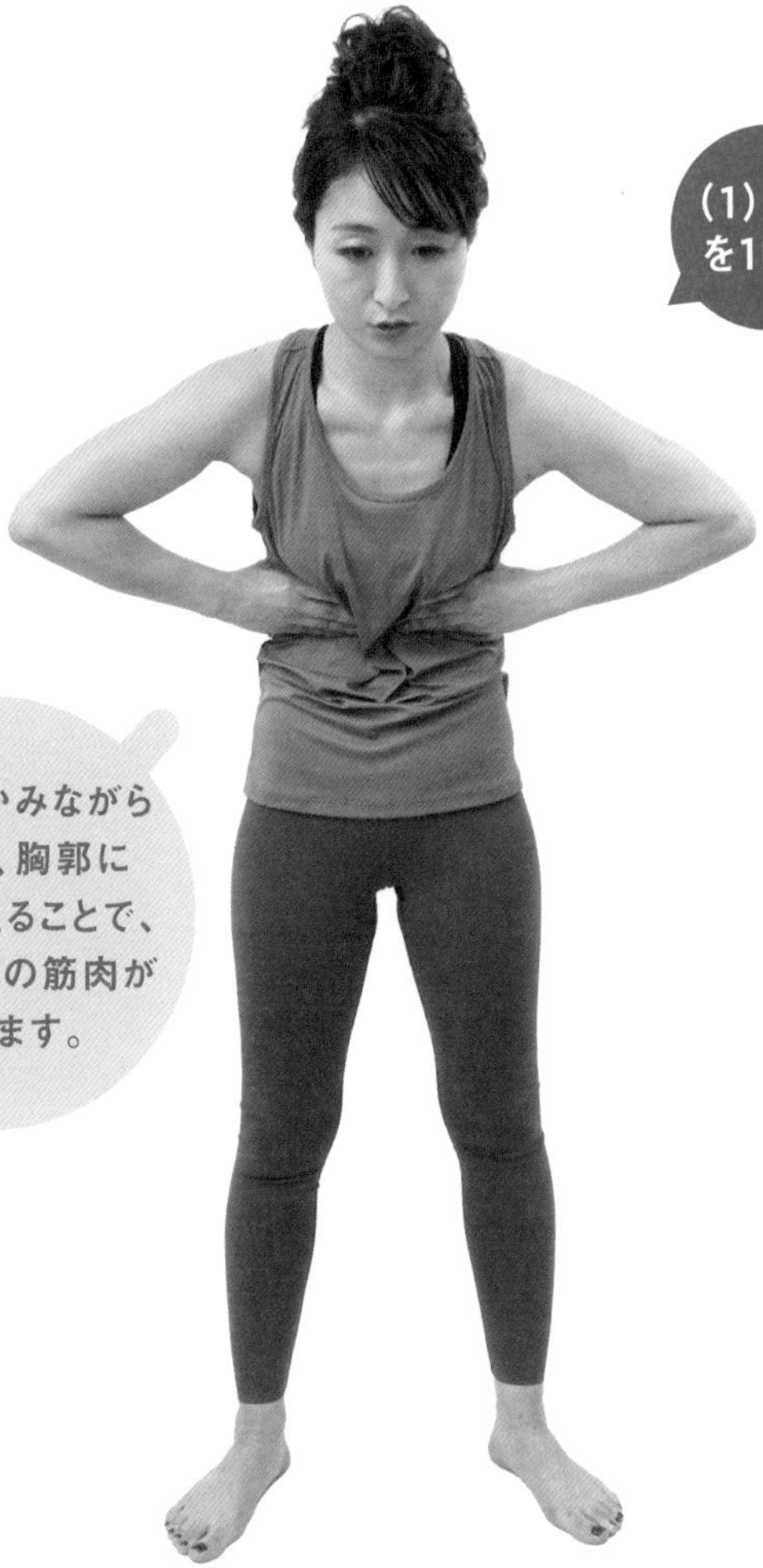

POINT!

肋骨をつかみながら
呼吸をし、胸郭に
刺激を与えることで、
肋骨まわりの筋肉が
ほぐれます。

4. 平泳ぎトレーニング

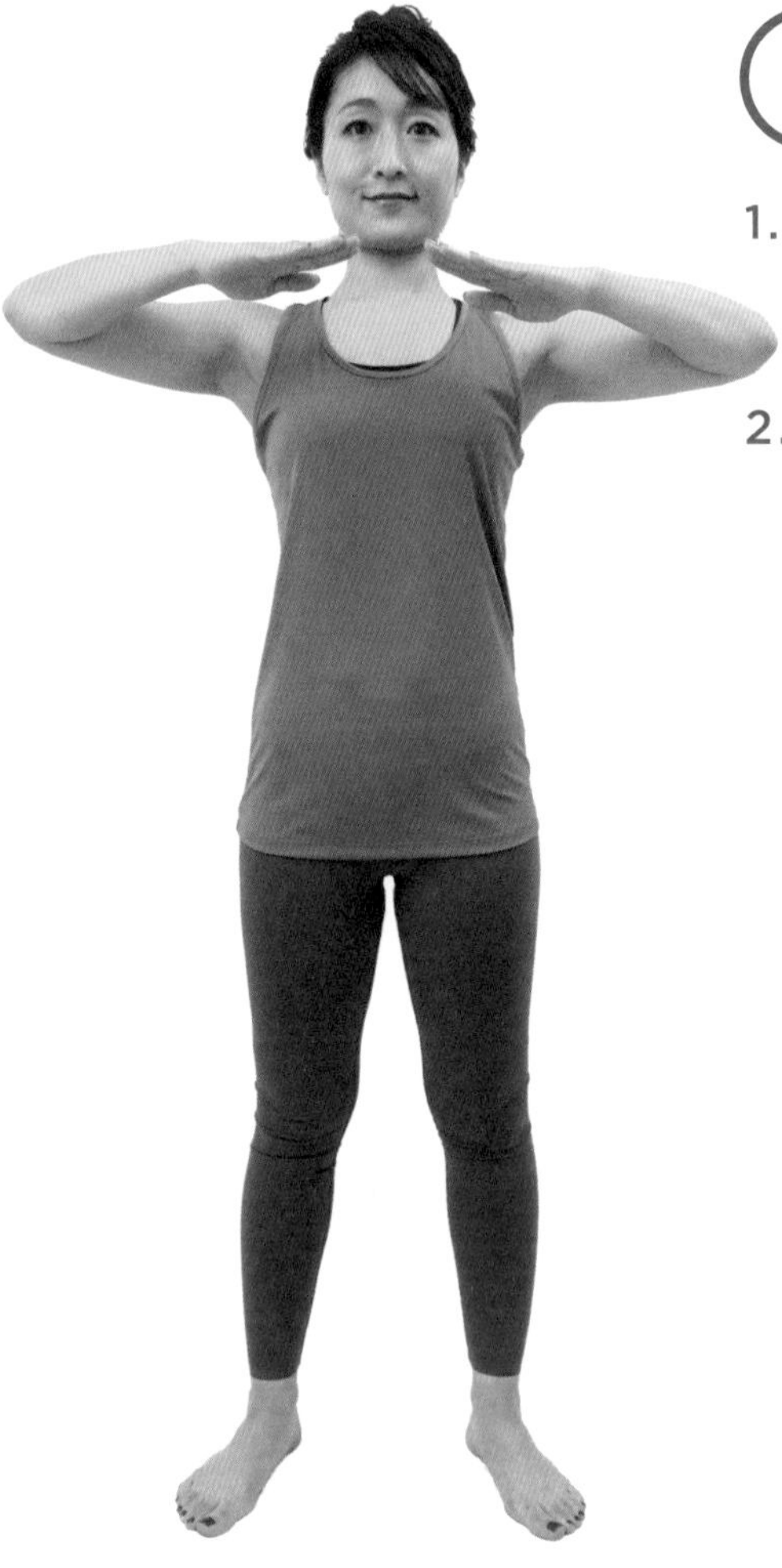

①

1. 足を肩幅に開き、まっすぐ立つ（座っていても可）。
2. 肩の高さで、手のひらを下に向けて腕を曲げ、鼻から息を吸い込む。

② 1. 両手をまっすぐ前に伸ばし、口からゆっくりと息を吐きながら、平泳ぎをするようにぐるりと腕を回して右ページの姿勢に戻す。

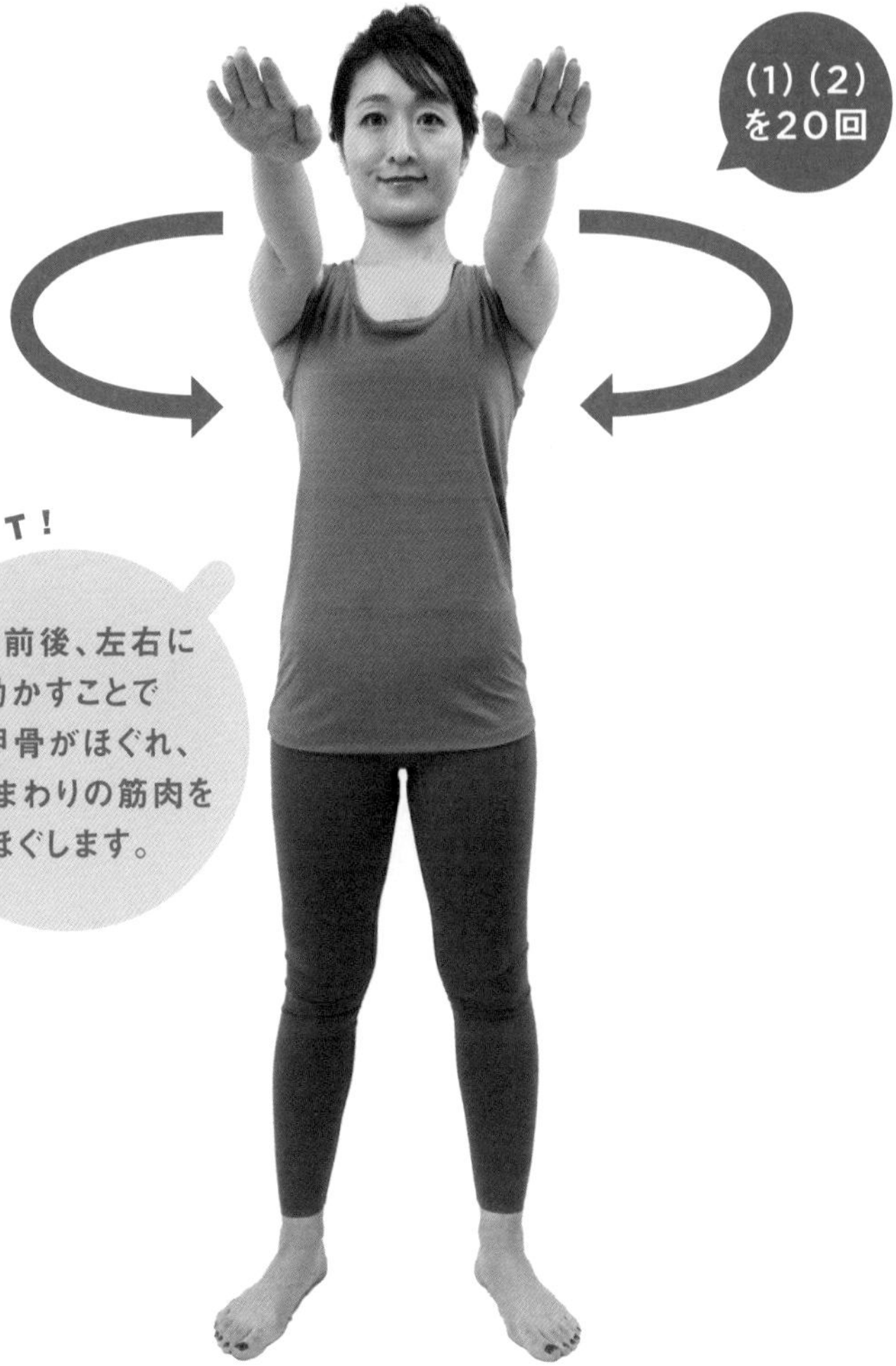

POINT!
腕を前後、左右に
動かすことで
肩甲骨がほぐれ、
胸郭まわりの筋肉を
ほぐします。

5. 胸郭ねじりトレーニング

①

1. 足を肩幅に開き、まっすぐ立つ。
2. 鼻から息を吸いながら、右手を前に、左手を後ろに伸ばす。

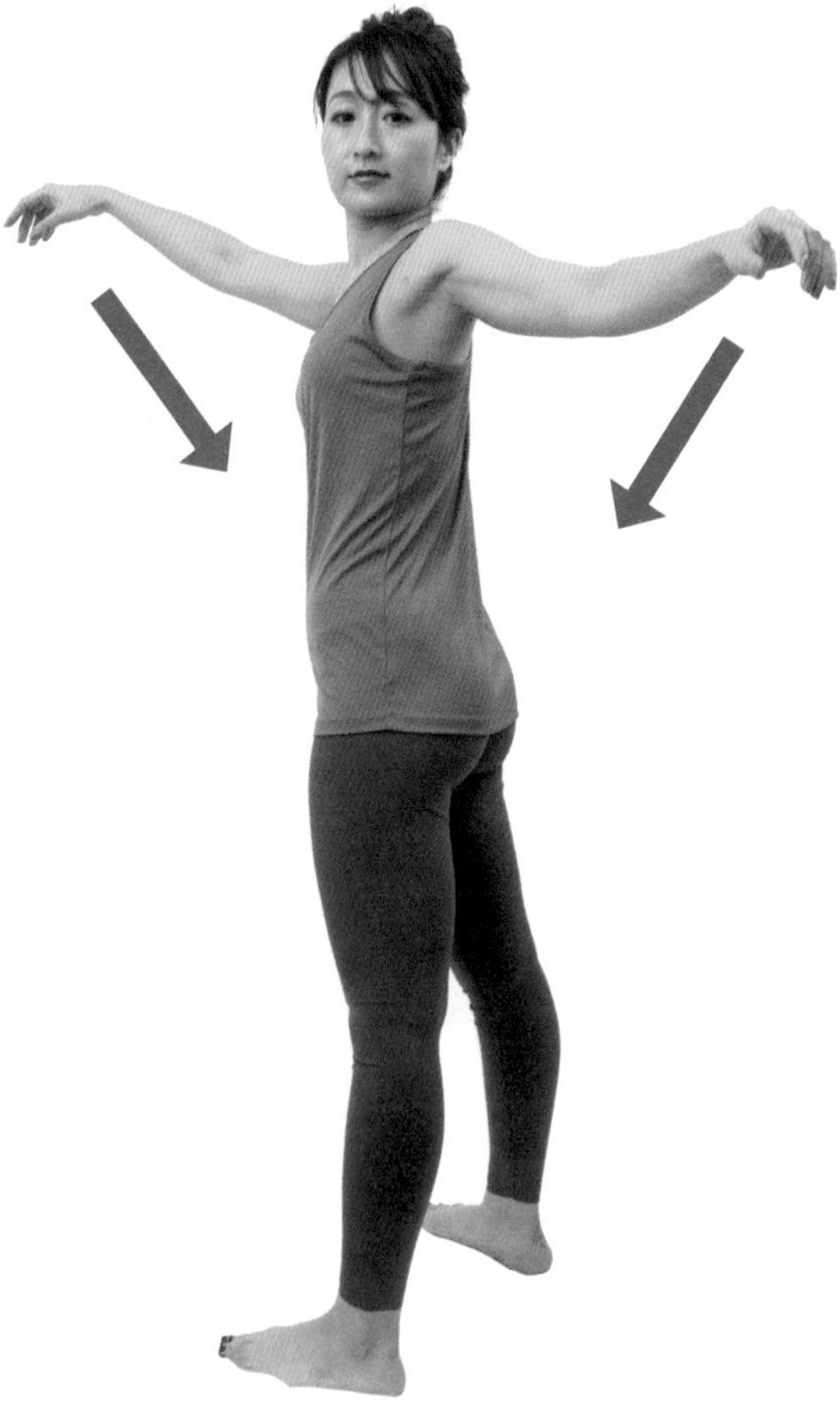

②

1. 口から息を吐きながら、歩くときのように手を振り、今度は左手を前に、右手を後ろに伸ばす。同様に、手を振りながら左右の腕を上げ下げする。

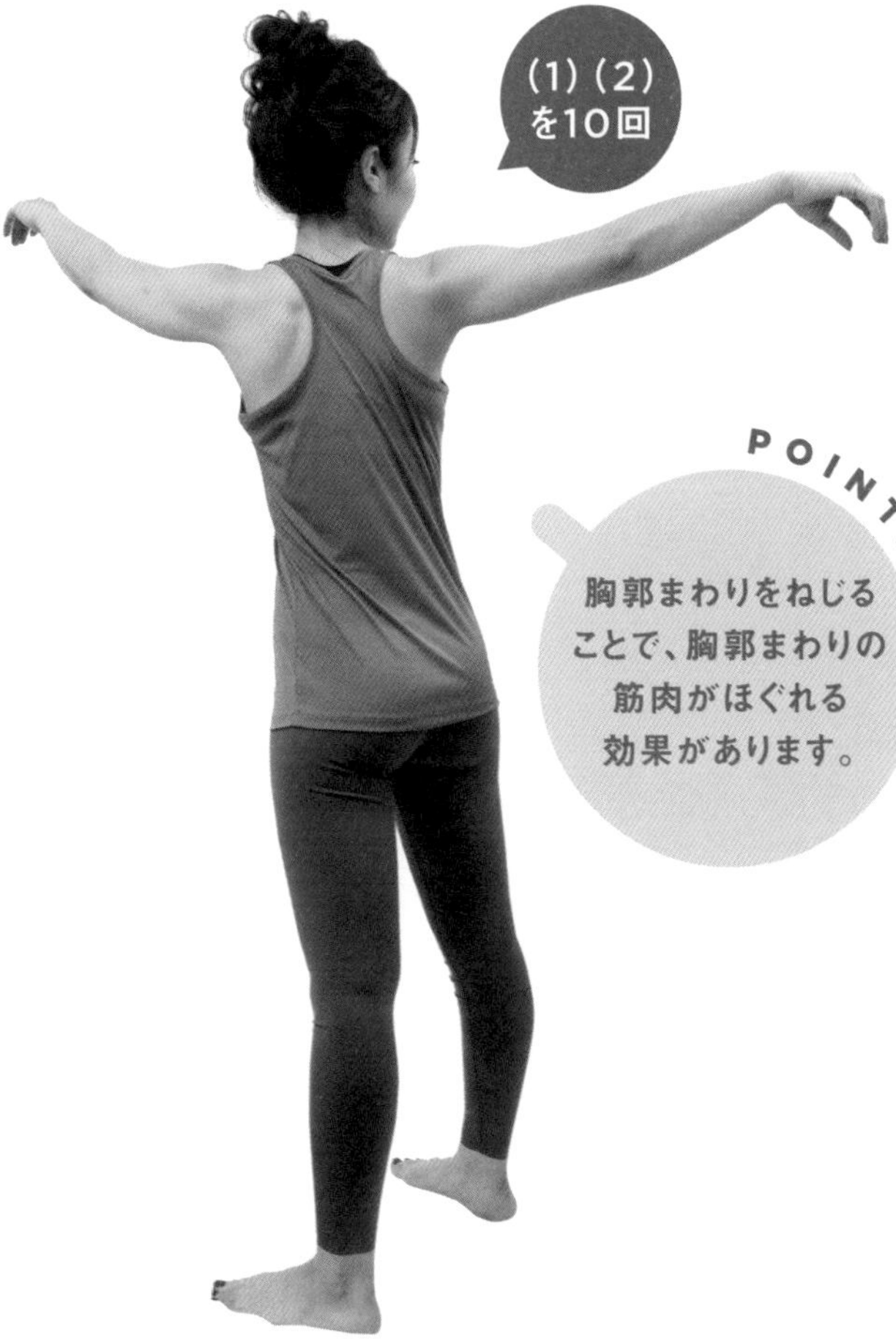

(1)(2)を10回

POINT!

胸郭まわりをねじることで、胸郭まわりの筋肉がほぐれる効果があります。

6. 深呼吸トレーニング

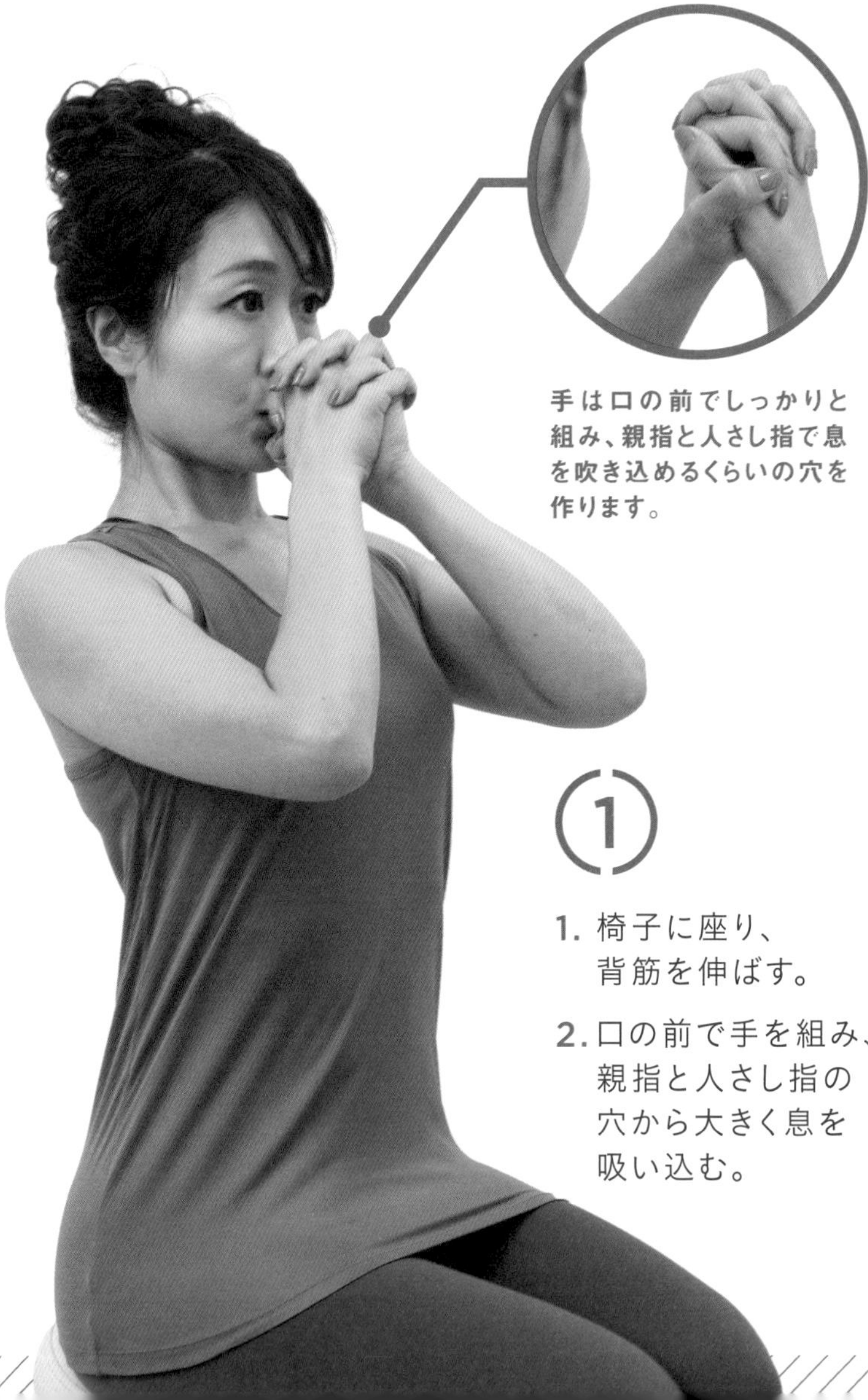

手は口の前でしっかりと組み、親指と人さし指で息を吹き込めるくらいの穴を作ります。

①

1. 椅子に座り、背筋を伸ばす。
2. 口の前で手を組み、親指と人さし指の穴から大きく息を吸い込む。

② 1. 親指と人さし指の穴に、
ゆっくりと時間をかけて息を吹き込む。

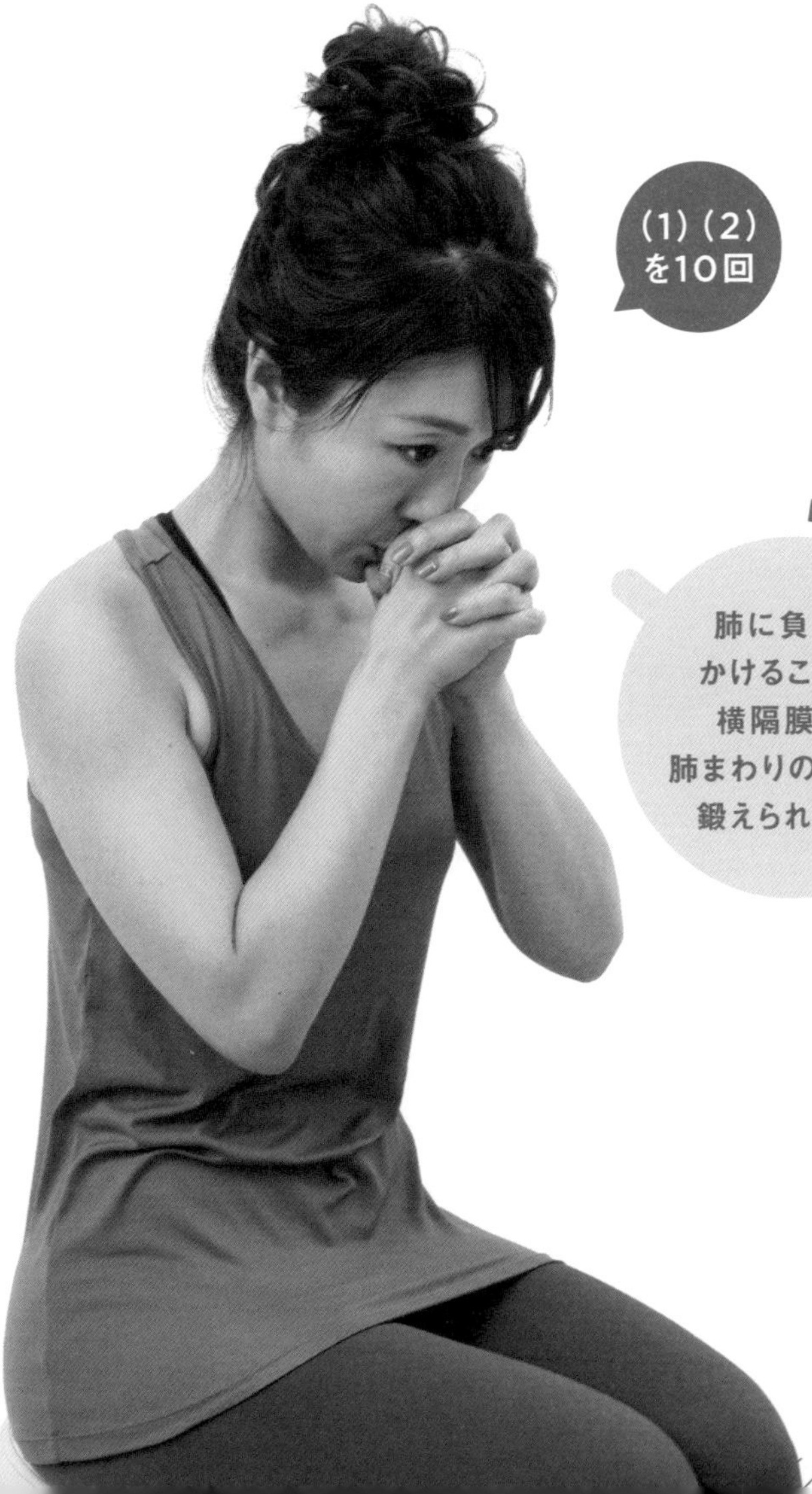

(1) (2)
を10回

POINT!

肺に負荷を
かけることで、
横隔膜など
肺まわりの筋肉が
鍛えられます。

7. 菱形筋《りょうけいきん》のトレーニング

①

1. 椅子に座り、両腕を体の前で交差させて、両手で両脇の下あたりをつかむ。
2. やや上を向き、鼻から息を吸い込む。

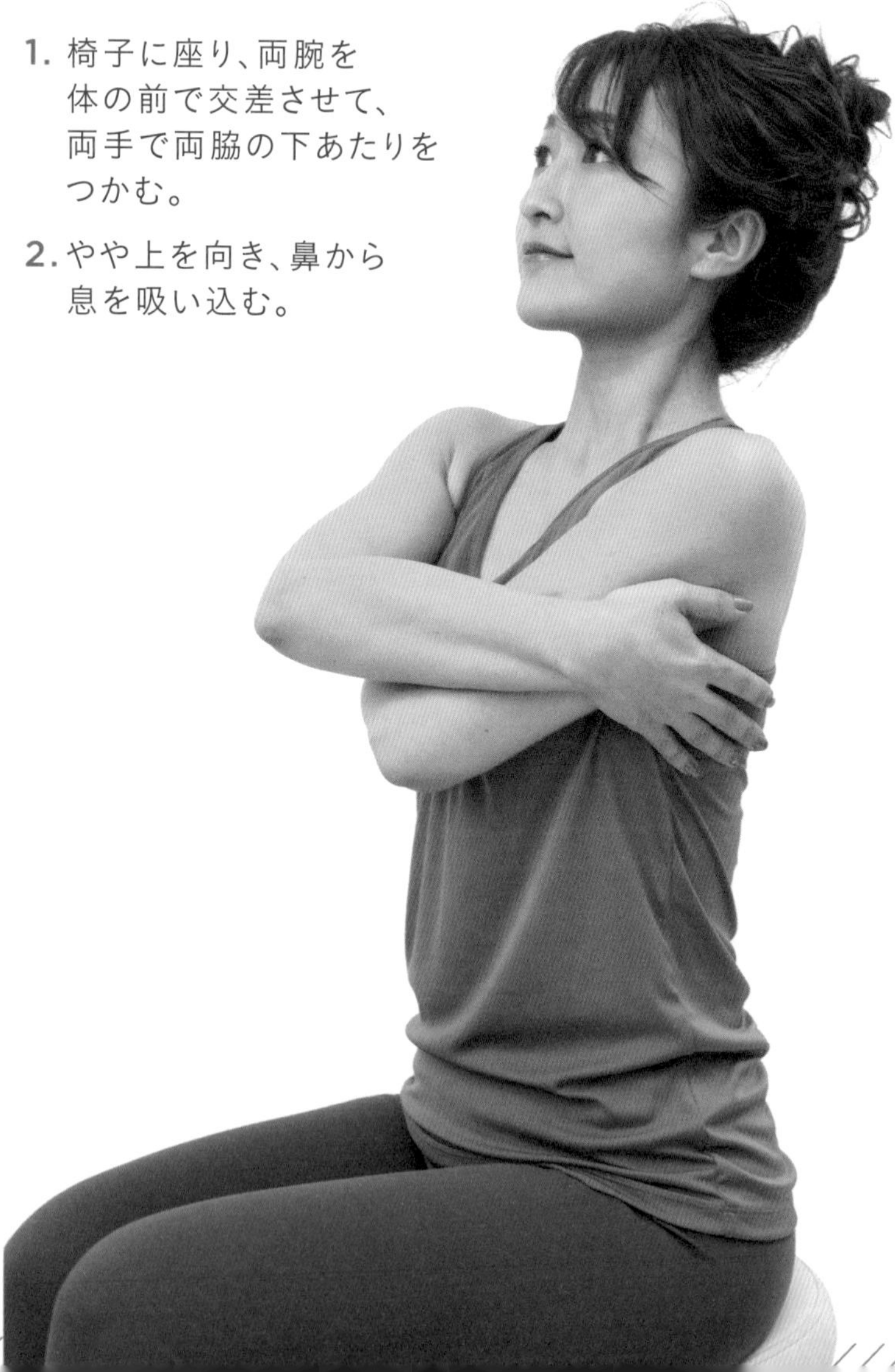

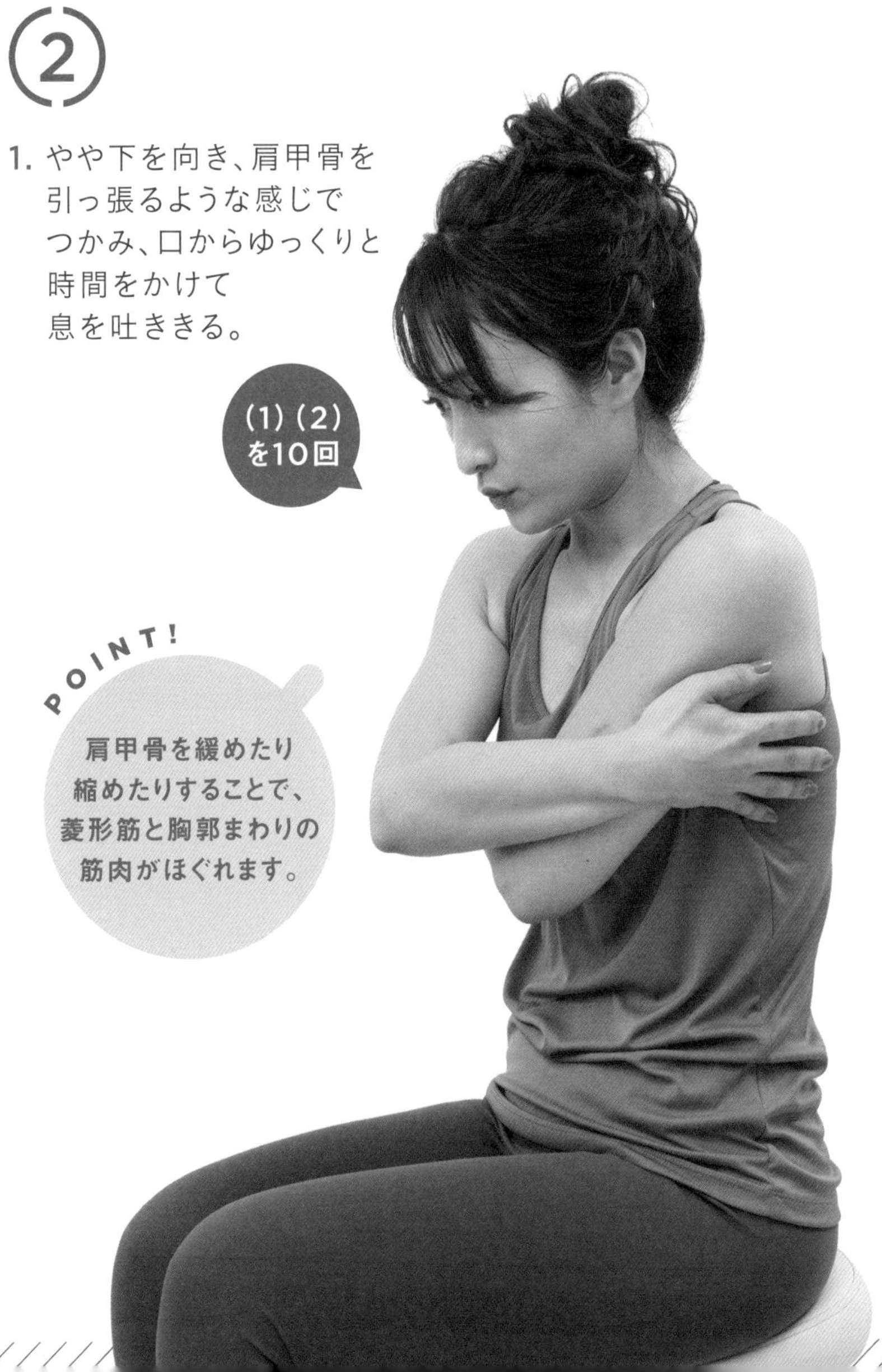
②
1. やや下を向き、肩甲骨を引っ張るような感じでつかみ、口からゆっくりと時間をかけて息を吐ききる。
(1)(2)を10回
POINT!
肩甲骨を緩めたり縮めたりすることで、菱形筋と胸郭まわりの筋肉がほぐれます。

8. 後斜角筋のトレーニング

首の横の斜角筋群のもっとも後方を走る後斜角筋を指で押します。

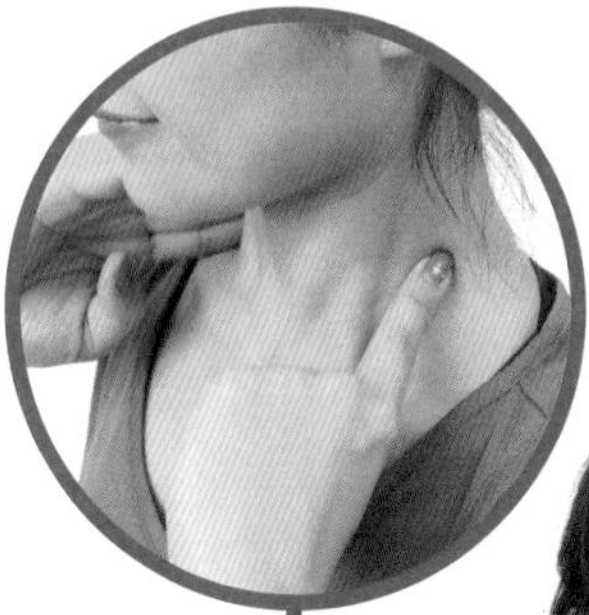

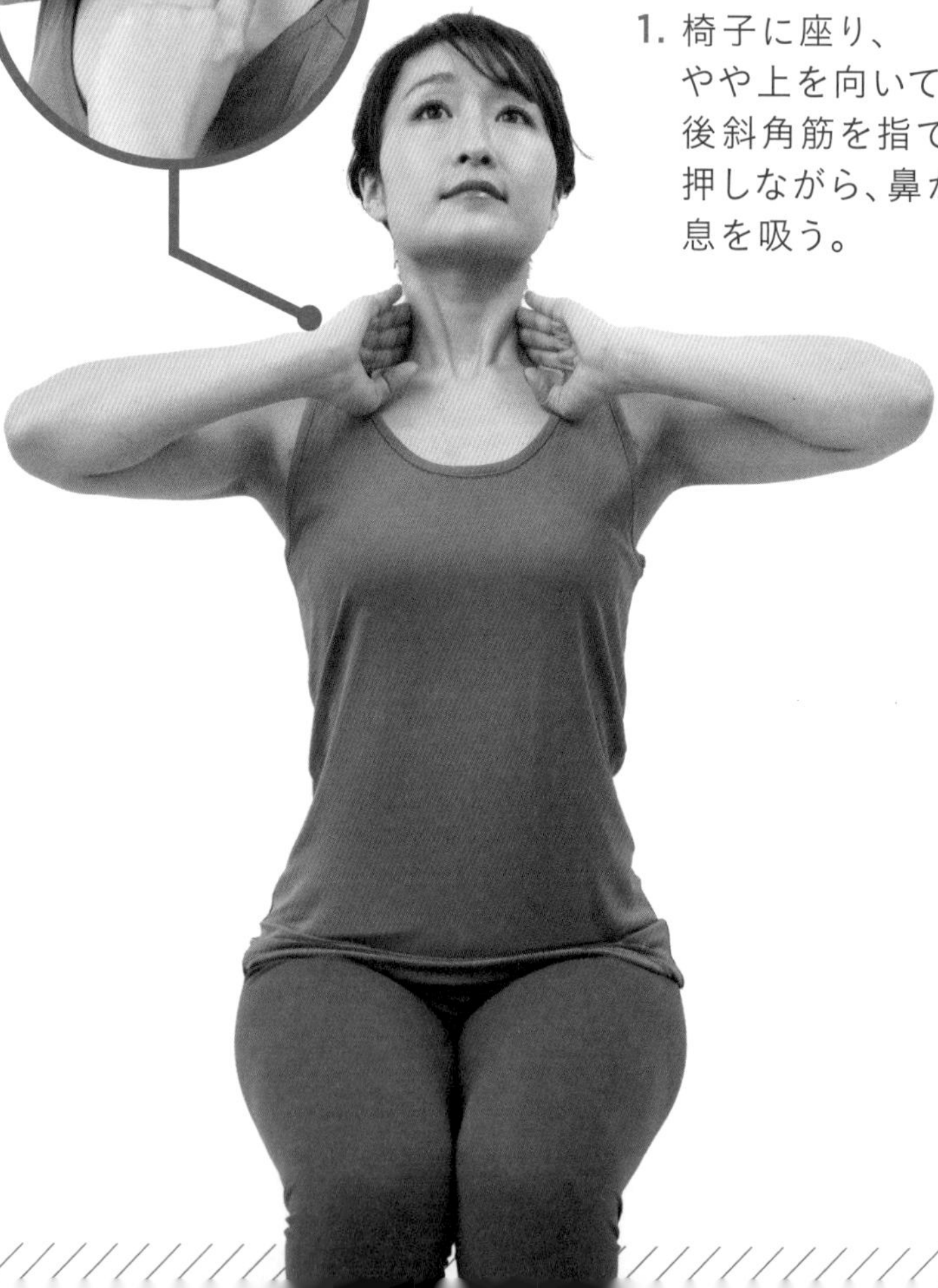

①

1. 椅子に座り、
やや上を向いて
後斜角筋を指で
押しながら、鼻から
息を吸う。

② 1. 後斜角筋を指で押したまま、やや下を向き、口からゆっくりと時間をかけて息を吐ききる。

POINT!

後斜角筋は胸郭と連動しているため、後斜角筋を揉むことで胸郭の動きがよくなります。

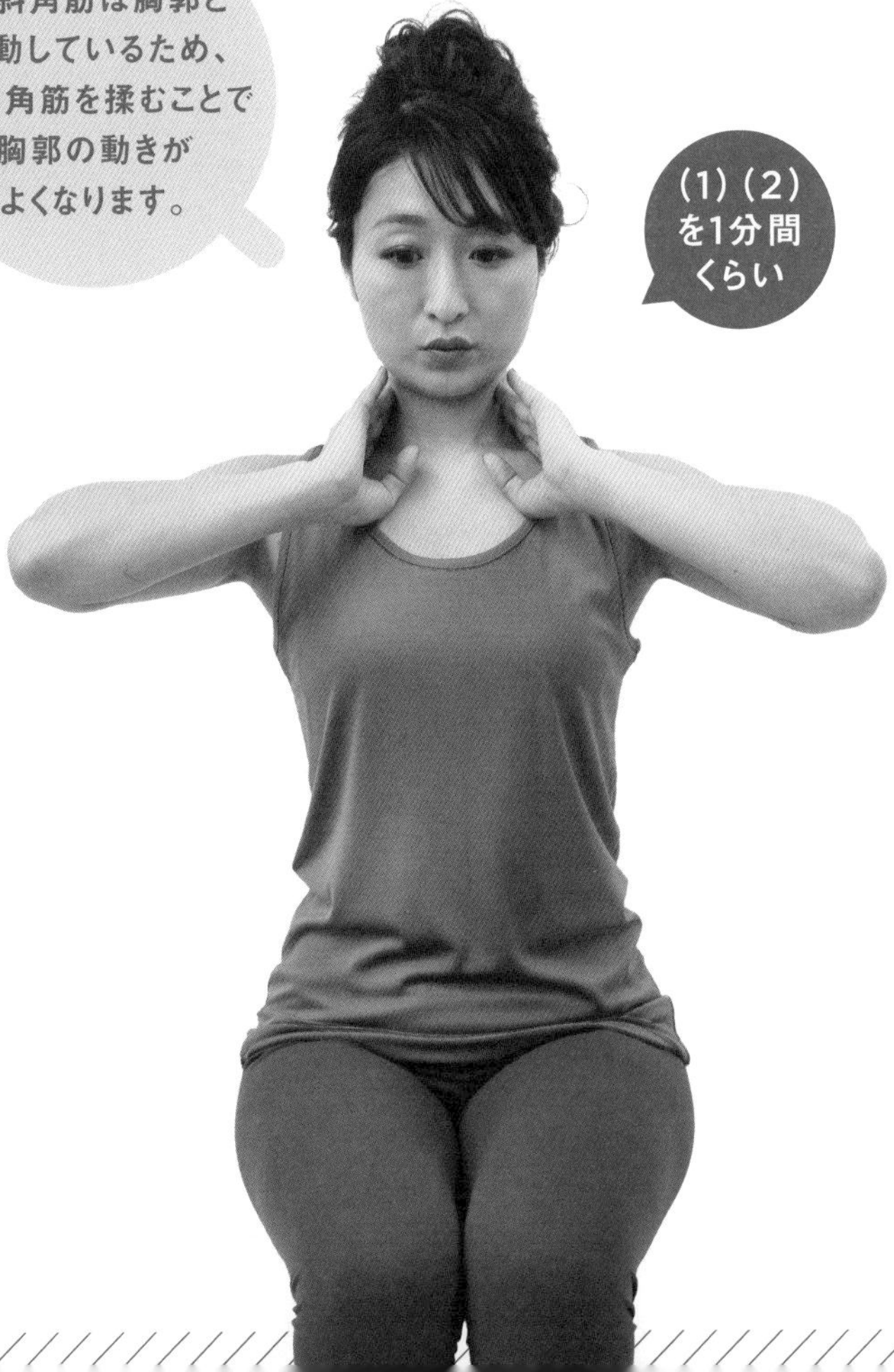

9. 風船トレーニング

①

1. 片手で風船を持って椅子に座り、背筋を伸ばす。
2. もう片方の手を下腹にあて、鼻から息を吸い込み、おなかを膨らませる。

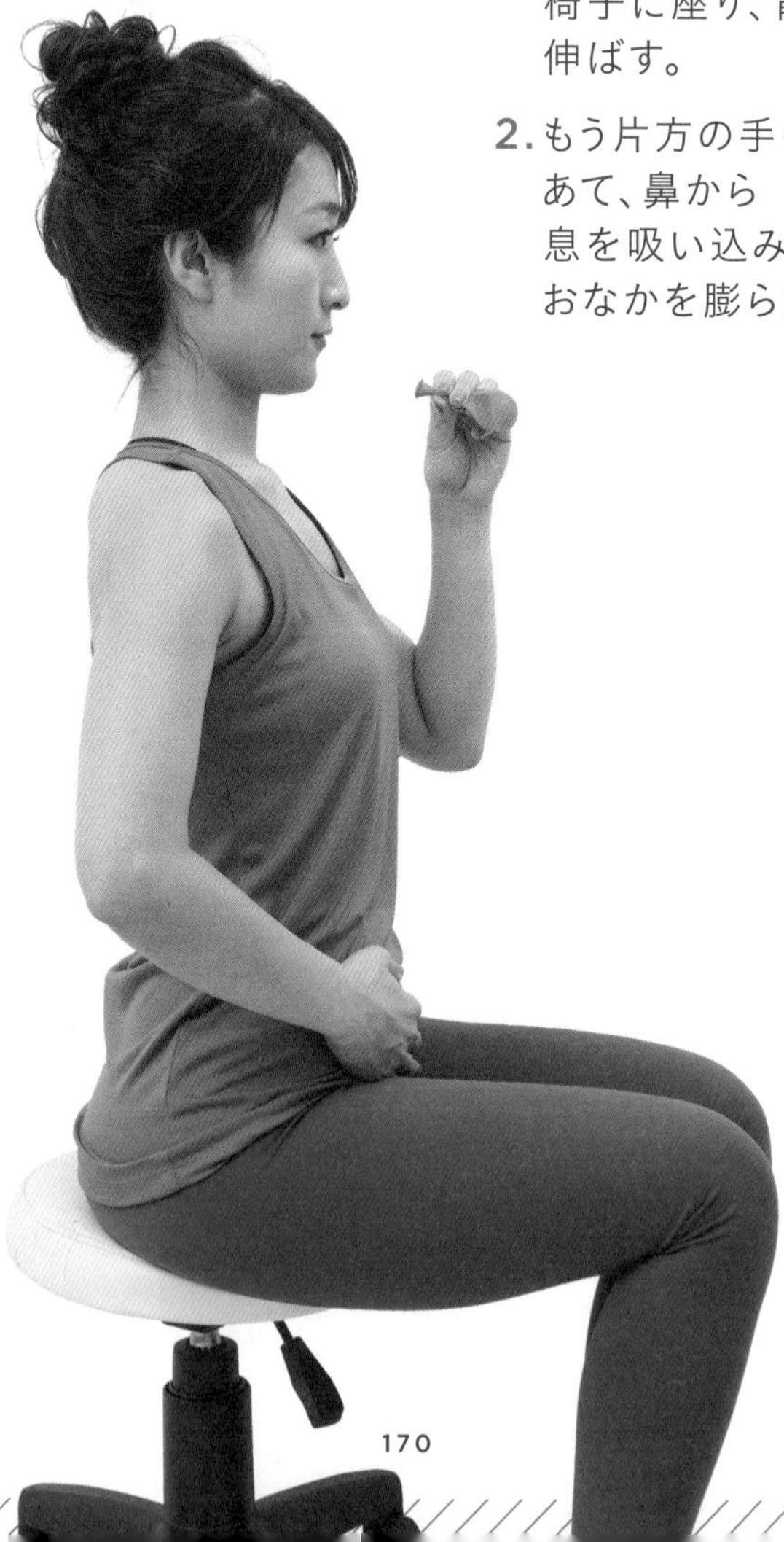

② 1. 下腹に手をあてたまま、おなかをしぼませるイメージで風船に息を吹き込んで膨らませる。

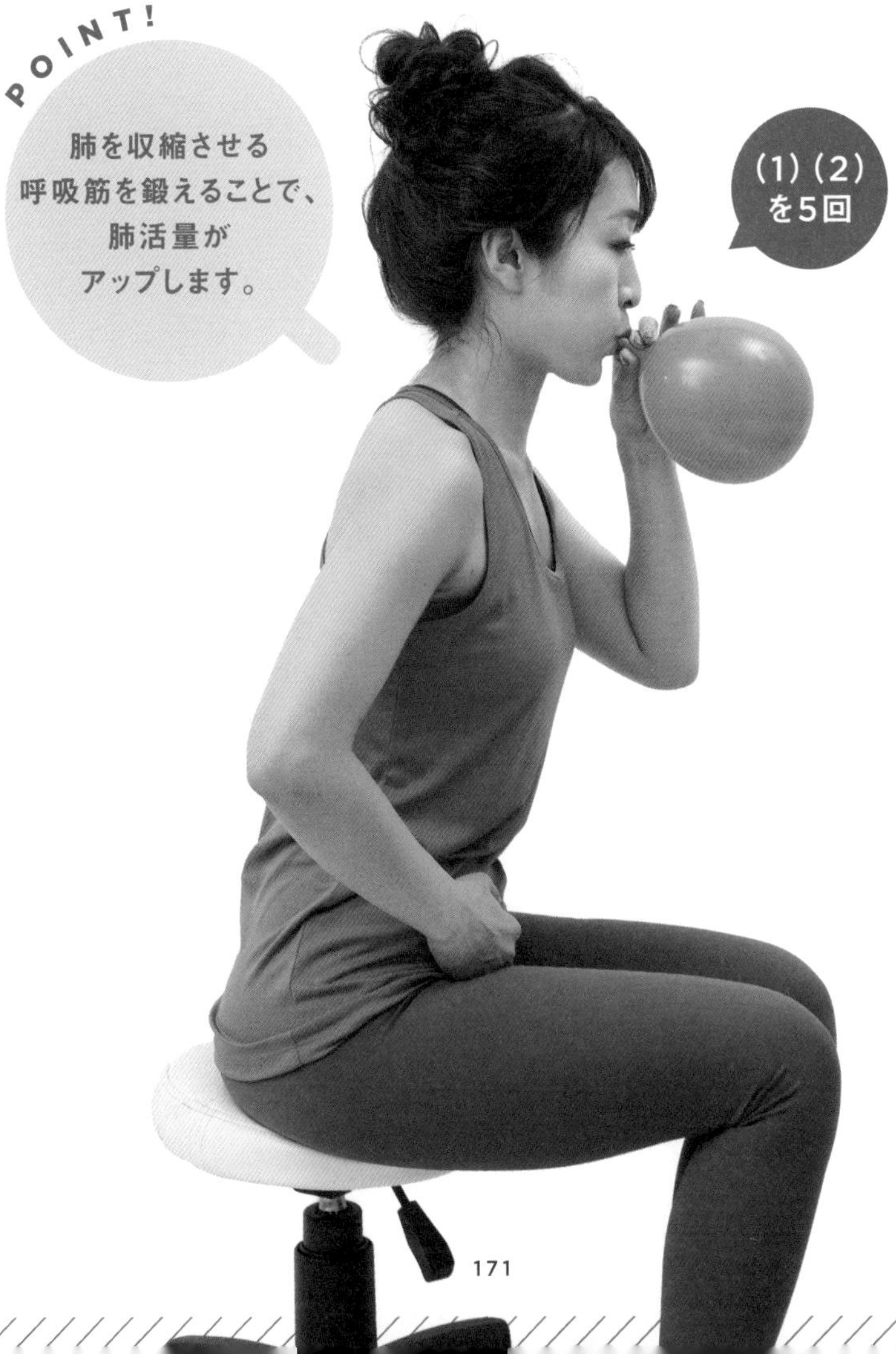
POINT!
肺を収縮させる呼吸筋を鍛えることで、肺活量がアップします。
(1)(2)を5回

10. 胸叩きトレーニング

①

1. 背筋を伸ばして立ち（座ったままでも可）、
軽く手を握った状態で胸のまわりを叩く。

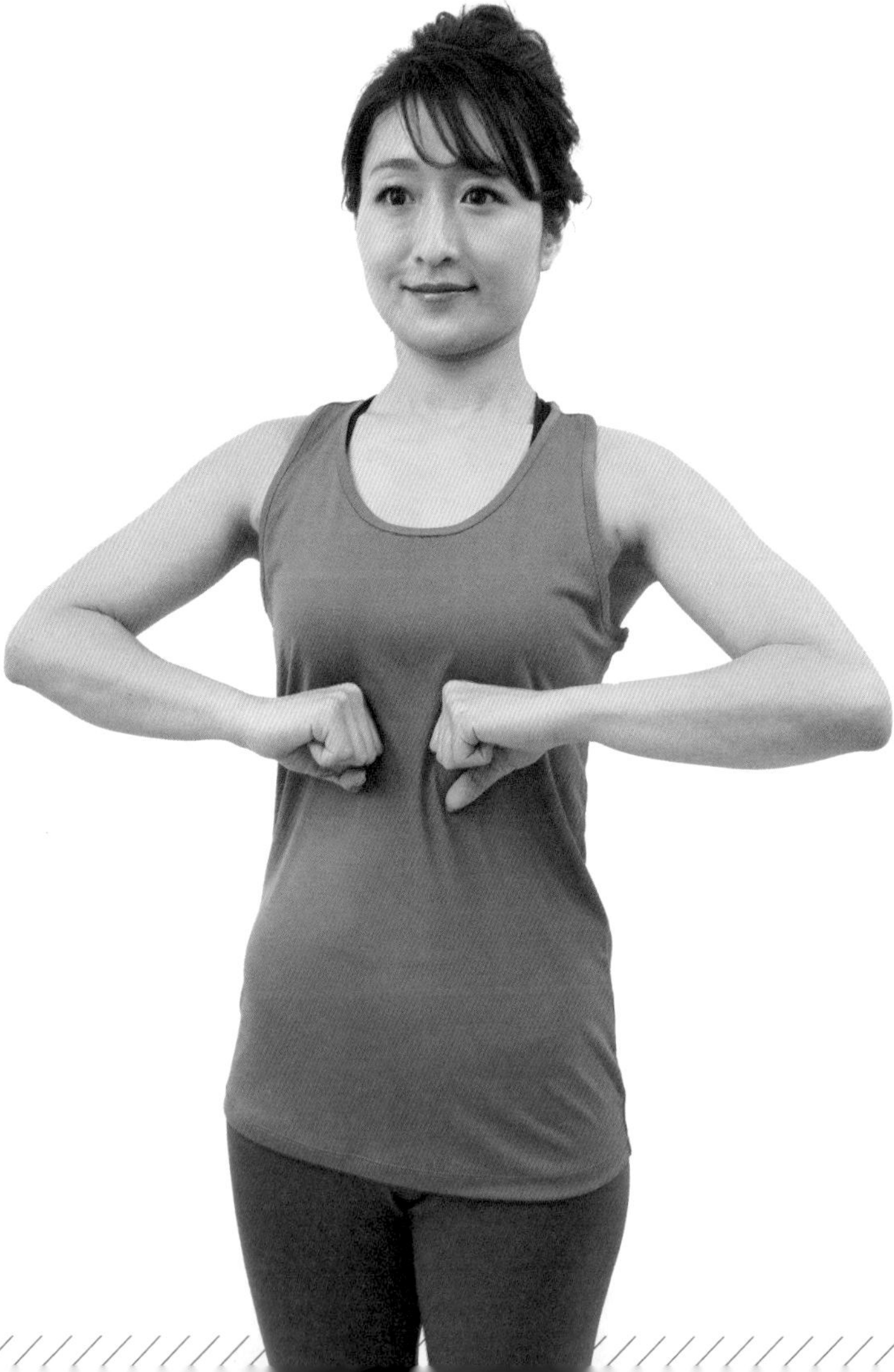

② 1. 胸のまわりと同様に、背中も叩く。

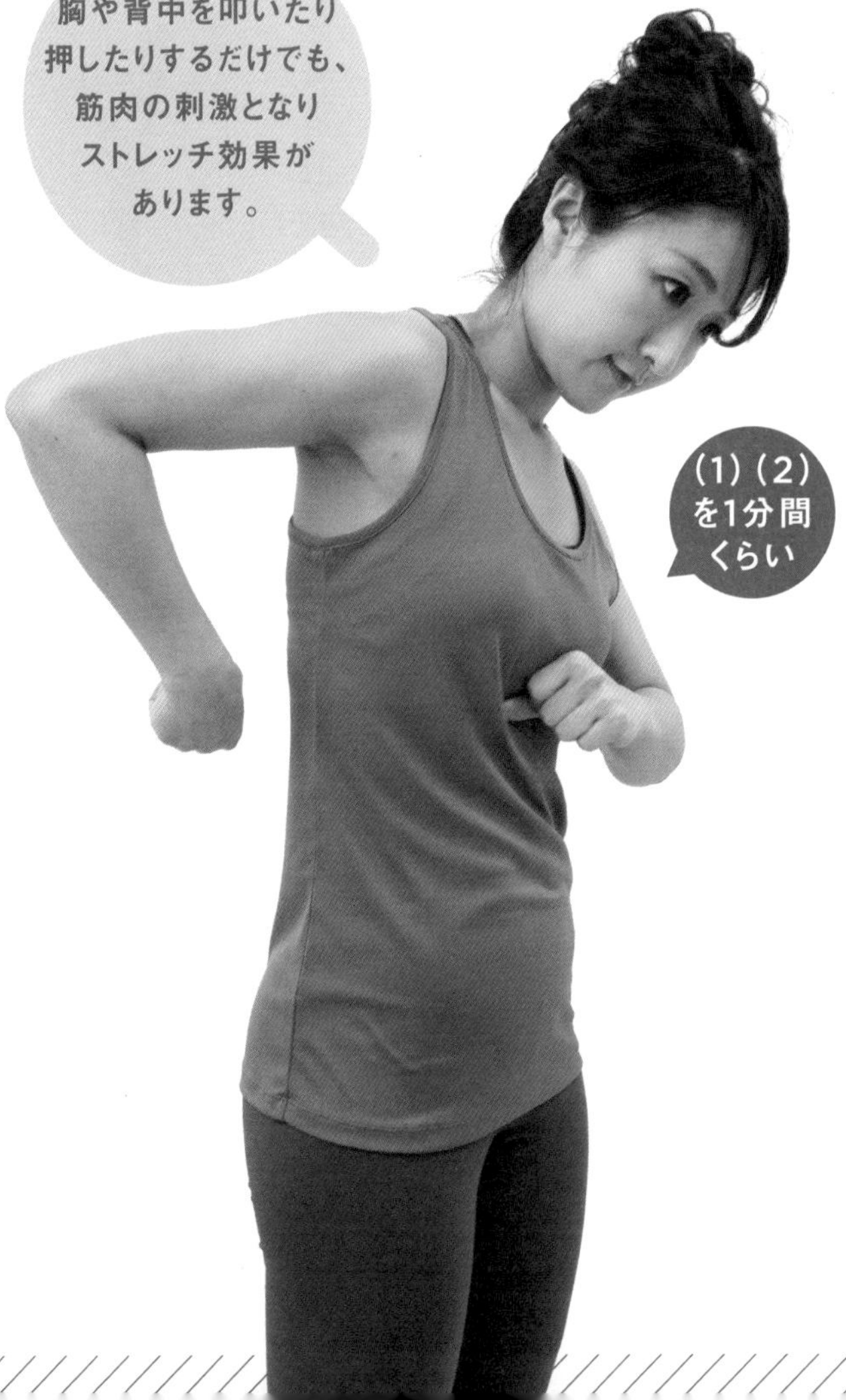
POINT!
胸や背中を叩いたり
押したりするだけでも、
筋肉の刺激となり
ストレッチ効果が
あります。
(1)(2)
を1分間
くらい

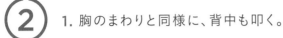

11. 前鋸筋《ぜんきょきん》のトレーニング

①

1. 背筋を伸ばして立ち（座ったままでも可）、右手で左手の脇の下あたりを揉む。

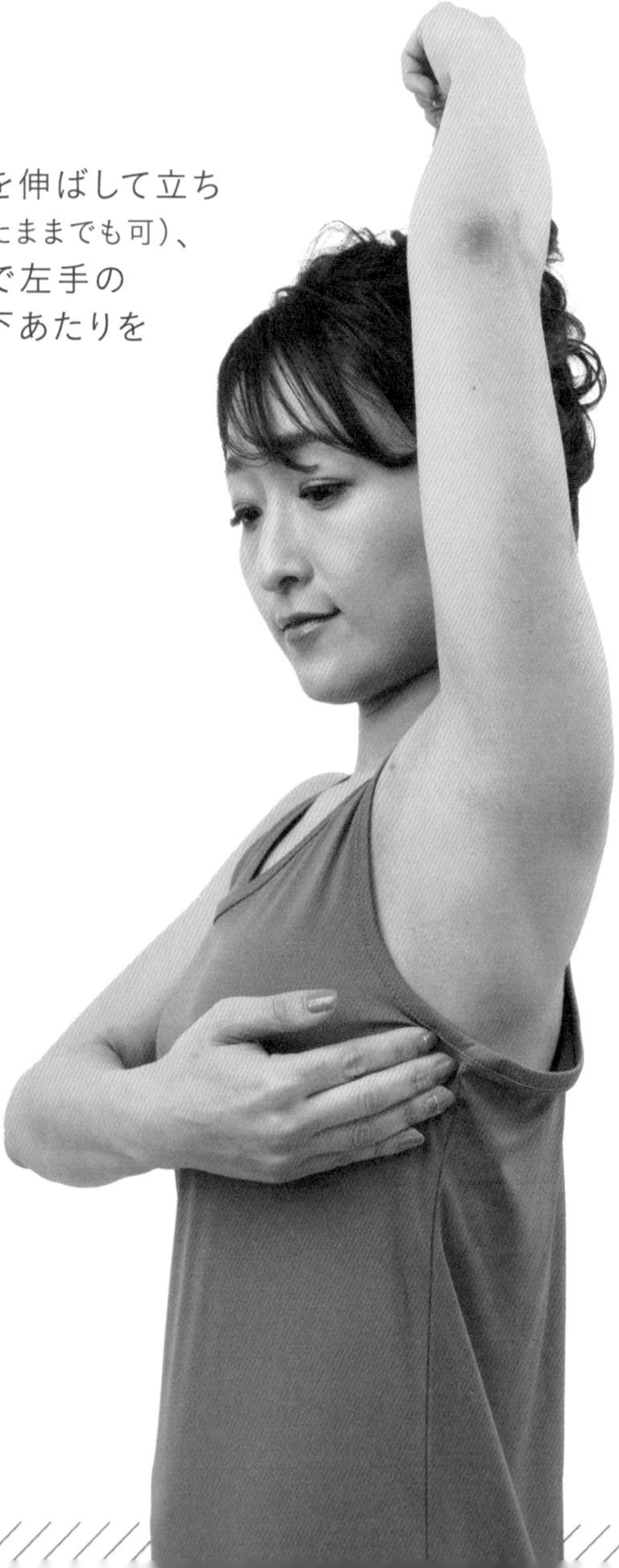

② 1. 反対側も同様に、左手で右の脇の下あたりを揉む（反対側の手は楽な位置に）。

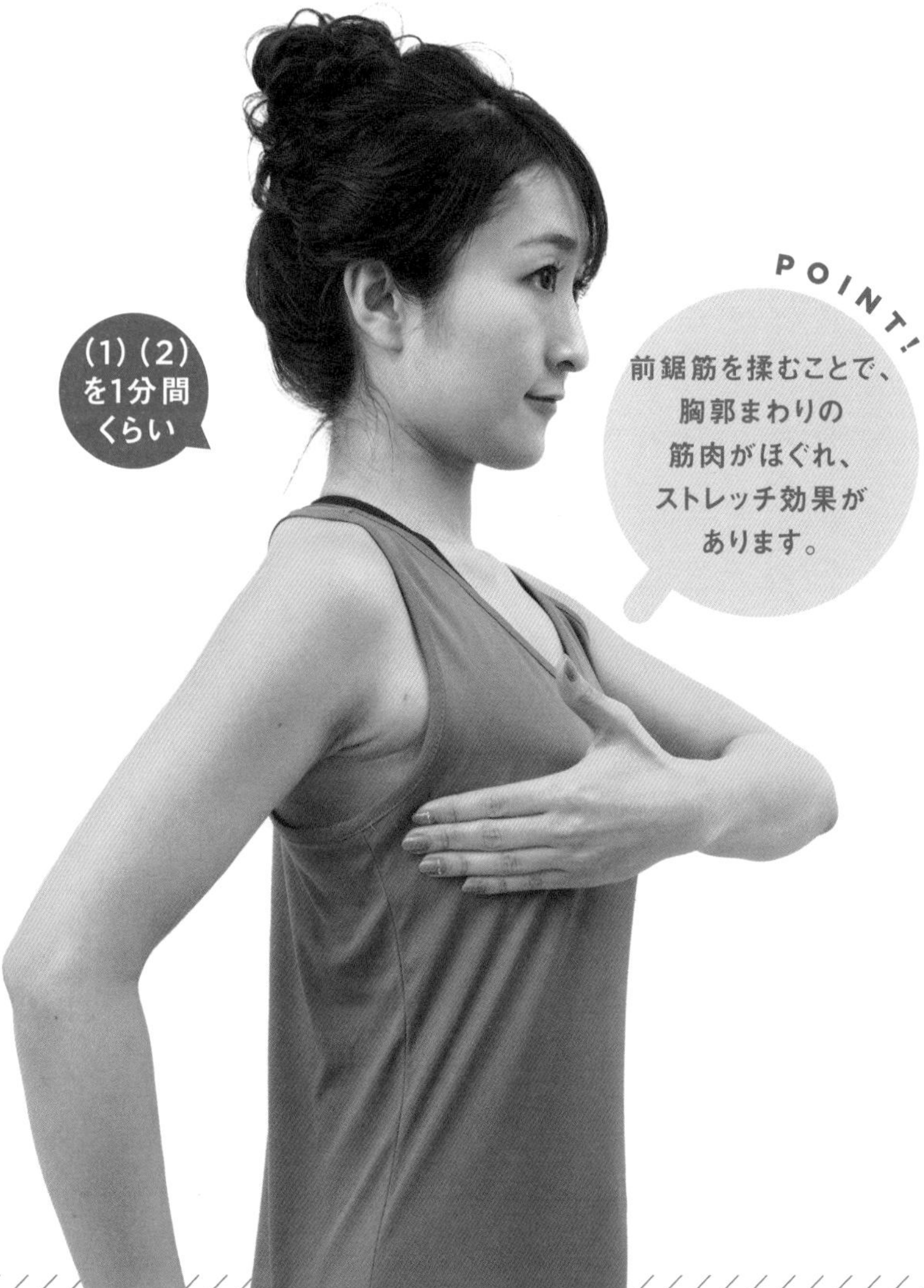
(1)(2)を1分間くらい
POINT!
前鋸筋を揉むことで、胸郭まわりの筋肉がほぐれ、ストレッチ効果があります。

2週間のモニターテストで検証

「肺活トレーニングで肺機能が上がりました！」

2週間、肺活トレーニングを行っていただき、
その前後で肺の機能を測る検査を実施したところ、
肺活トレーニングによる肺機能のアップが証明されました。

体験者のほぼ全員の肺年齢が若返る結果に

小林弘幸先生とさかえクリニック院長の末武信宏先生の指導のもと、4名のモニターに「肺活トレーニング」を2週間行なってもらい、その前後に「スパイロメーター」を使用した肺機能検査を実施しました。肺気量分画測定（VC）と努力性肺活量測定（FVC）の結果を分析すると、ほぼすべてのモニターの肺活量が増え、肺年齢が若返ることが確認されました。肺活トレーニングは、年齢・性別・喫煙歴を問わず、肺機能改善に有効だといえます。

今回の計測に使用した機械

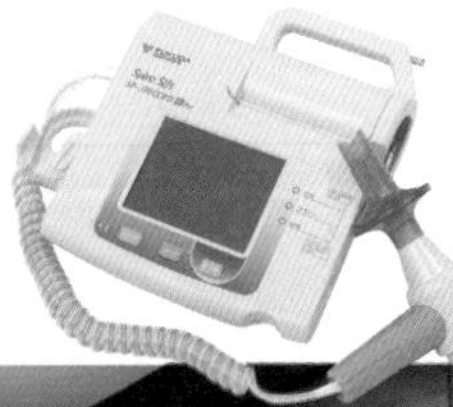

スパイロメーター（フクダ電子）

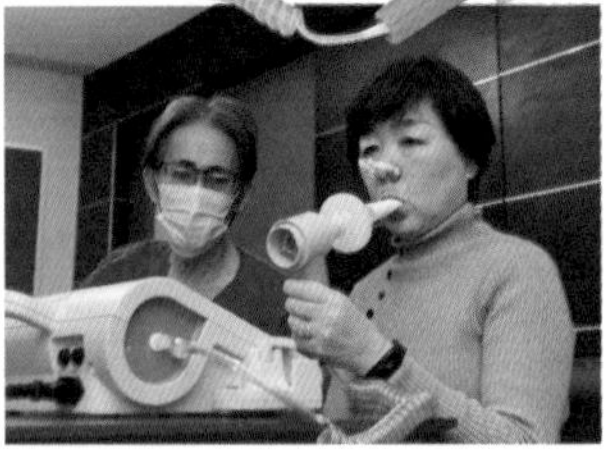

肺を出入りする空気の量や速度を測定する検査器具。肺の換気機能などを検査することにより、肺年齢や呼吸器の病気の有無を調べることができます。

＊スパイロメーターは医療関係者の方々のみへの販売となります。

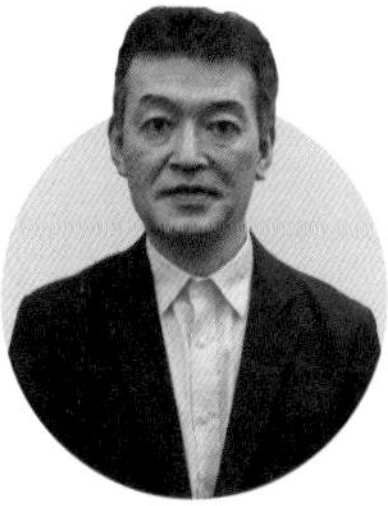

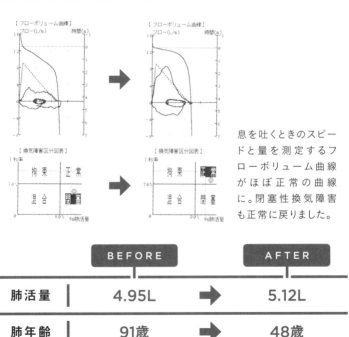

01 伊藤俊介さん　（52歳）

肺年齢が91歳と知ったとき、以前、20年あまり喫煙していたことを悔やみました。けれど、めげずに「肺活トレーニング」をしたところ、まさかの大幅改善！　トレーニング後は体がポカポカと温かくなり、真冬に暖房なしで過ごせるほどでした。また、タバコを吸いたいと思うことが少なくなりました。さらには、悩みの種だった血圧が150台から130台へ低下。元喫煙者でも、こんなに効果があるなんて信じられません！　これからも「肺活トレーニング」を続けて、健康な肺を取り戻したいと思います。

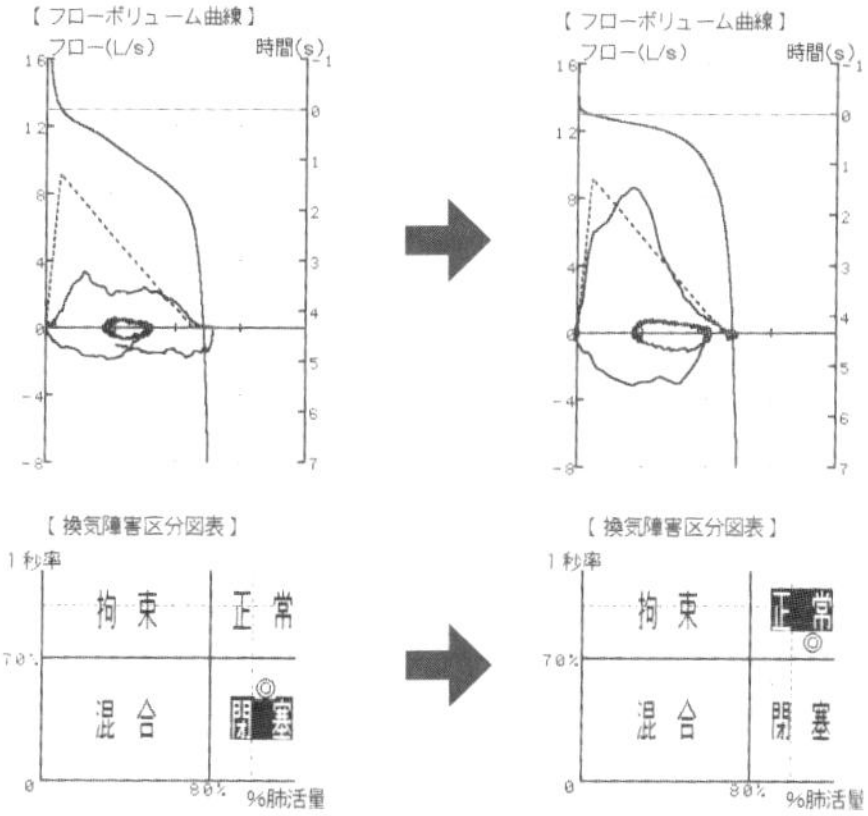

息を吐くときのスピードと量を測定するフローボリューム曲線がほぼ正常の曲線に。閉塞性換気障害も正常に戻りました。

	BEFORE		AFTER
肺活量	4.95L	→	5.12L
肺年齢	91歳	→	48歳

＊名前はすべて仮名です。

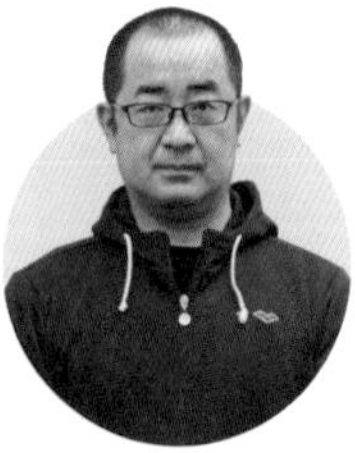

02 曽我順一さん　(42歳)

30代まで趣味が水泳で、肺活力には自信があったので、肺機能が落ちていたことがショックでした。「肺活トレーニング」で、普段の生活でも深い呼吸を意識できるようになり、頭がスッキリしたように感じます。肩こりもラクになりました。

	BEFORE		AFTER
肺活量	4.70L	➡	4.81L
肺年齢	62歳	➡	57歳

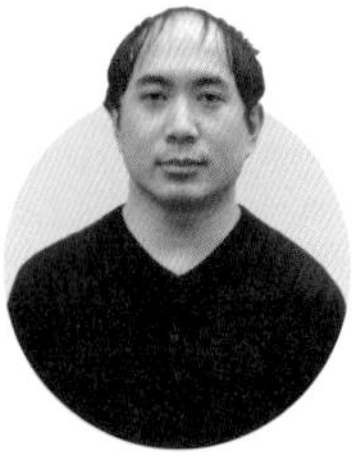

03 目黒和也さん　(30歳)

運動習慣がなく、歩くのは通勤時だけです。階段を上るときは息切ればかりでしたが、「肺活トレーニング」を始めてから、昼食後のダルさや眠気がなくなりました。気管支が弱いところがあるので、これからも続けていきたいと思います。

	BEFORE		AFTER
肺活量	2.80L	➡	3.26L
肺年齢	59歳	➡	56歳

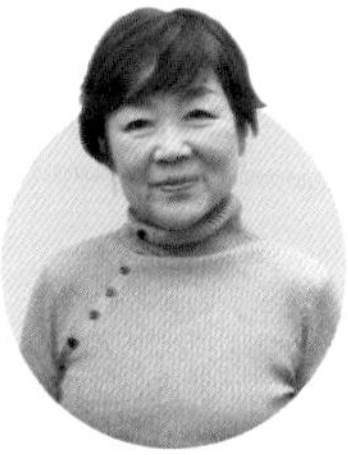

04 涌井恵美子さん（69歳）

この2週間で、とてもゆっくりとした深い呼吸を意識するようになりました。肺年齢に変化はなかったのですが肺活量が少し増え、心も穏やかに。この先、年齢による肺の衰えも避けられないので、続けて肺のケアをしていきたいと思います。

	BEFORE		AFTER
肺活量	2.44L	→	2.62L
肺年齢	63歳	→	63歳

小林弘幸先生のコメント

男性の参加者は、トレーニング前は肺年齢が実年齢よりも大幅に高く、とくに喫煙歴のある人に肺機能の弱さが顕著に見られました。しかしトレーニング後、肺年齢は大幅に改善し、「呼吸がラクになった」「頭がスッキリした」などの感想が聞かれました。測定値に満足な結果が表れなかった人も、初めての検査で緊張し、数値が伸びなかったことが考えられます。あせらず続ければ、さらなる成果が現れるでしょう。

第 5 章

最強の相棒・腸から自律神経を整える生活習慣

「腸」と「生活習慣」からも自律神経を整えよう

肺を鍛えて呼吸を深くすることが、自律神経を整えて、腸内環境や血流を良好にし、さまざまな健康効果を得られることを解説してきました。

最後の章では視点を変えて、腸の側から自律神経を整える方法や、自律神経を整えるのに役立つ生活習慣をお伝えしたいと思います。

自律神経と腸内環境は密接に影響を与え合っているので、自律神経が整えば腸内環境が整い、その逆で腸内環境が整えば自律神経も整います。

肺と腸、そして生活習慣の三方から自律神経を整えていけば、免疫力はますますアップするでしょう。

自律神経のバランスは、暴飲暴食や過度なダイエット、睡眠不足や生活リズムの乱れ、ストレスなどによって簡単に崩れていきます。まずは、明らかに不健康な食生活や生活習慣を見直し、健康への意識を高めることが大切です。

また、自律神経は心の状態に大きく左右されます。いつも時間に追われて焦っていたり、忙しなく働いていたりすると、交感神経が優位な状態が続きます。

すると、呼吸が浅くなり、酸素が全身の細胞に行き届かず、思考力や判断力も落ちてしまいます。

仕事のパフォーマンスを上げるには、自律神経のバランスを整えることがとても効果的なのです。

何事も「ゆっくり」で自律神経が整う

そこでまず、何をするにも覚えておいていただきたいのが、**「ゆっくり動く」「ゆっくり話す」習慣**です。

意識的にゆっくり行動していると、自分の考えを整理でき、心にゆとりが生まれてきます。そのゆとりが副交感神経の働きを高め、結果としてあなたの能力を高め、健康を守ってくれるのです。

これから、自律神経を整えるための「食の習慣」「朝の習慣」「昼の習慣」「夜の習慣」をお伝えしていきます。

すべてを無理して行う必要はありません。できそうなものから始めて、無理せず習慣化することが大切です。

自律神経は繊細な神経です。「がんばろう」「ちゃんとやらなきゃ」と思えば思うほど乱れてしまいます。

「ケ・セラ・セラ（なるようになる）」というスタンスで、気楽に行っていただければと思います。

食の習慣：長生きみそ汁で始めるプロバイオティクス＆プレバイオティクス

腸内環境を整えるためには、悪玉菌と戦う**善玉菌をサポートしてあげる食事をすることが大切**です。

悪玉菌は脂質の多い食事で増えるので、揚げ物やファストフード、スナック類や菓子類、脂質の多い肉などは食べすぎないように心がけましょう。

善玉菌をサポートする食事は、「プロバイオティクス」と「プレバイオティクス」のふたつに分けられます。

善玉菌そのものを腸に送る
プロバイオティクス

プロバイオティクスとは、「共生」を意味する「プロバイオシス」が語源で、乳酸菌やビフィズス菌、酵母菌《こうぼきん》、麹菌《こうじきん》、酢酸菌《さくさんきん》や納豆菌など、発酵食品から善玉菌そのものを摂取することです。プロバイオティクスは食べ物の分解を助けたり、「短鎖脂肪酸」を生み出して腸内を弱酸性に保ち、悪玉菌を減少させて、もともといる善玉菌を活性化してくれます。

食材としては、みそ、ヨーグルト、納豆、醤油《しょうゆ》、チーズ、ぬか漬、塩辛、かつお節、キムチなどが挙げられます。

プロバイオティクス自体は腸に定着はしません。あくまでもともと存在する善玉菌のサポート役ですので、毎日摂取することが重要です。また、人によって相性があるため、**ひとつの食材に偏らず、いろいろな発酵食品を食べる**ようにしましょう。

善玉菌のエサになるプレバイオティクス

プレバイオティクスとは、食物繊維を食べることを意味します。「プレ」とは、「先立って」という意味です。善玉菌を活性化させるには「先立って」、食物繊維が必要になるのです。

意外と知られていませんが、**善玉菌のエサになるのが食物繊維**です。善玉菌が作り出す「短鎖脂肪酸」は、食物繊維をエサにして作られるため、腸内環境を良好にするには発酵食品と食物繊維の両方を摂取しなければ意味がありません。

そのほかにも食物繊維には、腸内の有害物質を掃除して、善玉菌がすみやすい環境を作る力があります。

オススメの食材は、海藻、らっきょう、ゴボウ、オクラ、納豆、山芋、モロヘイヤ、メカブ、バナナなどが挙げられます。

長生きみそ汁なら簡単に腸活を実現！

このように**腸内環境を整える食事には、発酵食品と食物繊維が欠かせません。**しかし、料理が苦手な人はこれらを毎日摂取するのは難しい場合もあるでしょう。

そんな人にオススメなのが**「長生きみそ汁」**です。

発酵食品「みそ」を使ったみそ汁を、私が長年の研究成果をもとに腸活用にバージョンアップさせたのが「長生きみそ汁」なのです。

「長生きみそ汁」の基本の食材は、赤みそ、白みそ、おろし玉ねぎ、りんご酢の４つです。これらをボウルで混ぜ合わせ、製氷器に入れて冷凍したものをお湯で溶かすだけでできます。

赤みそには抗酸化力を高めるメラノイジン、白みそにはストレス抑制効果のあるＧＡＢＡ、おろし玉ねぎには解毒効果のあるアリシン、りんご酢には塩分排出効果のあるカリウムが含まれています。「みそ」の発酵パワーに加えて、これらの成分が有効に働くことで、**腸内環境と自律神経のバランスを同時に整えることのできる優れものなのです。**

「長生きみそ汁」に、ほかの発酵食品や食物繊維を具材として入れれば、それだけで腸内環境は最高の状態になるでしょう。拙著『医者が考案した「長生きみそ汁」』（アスコム）にはレシピも多数掲載していますので、参考にしてみてください。

朝の習慣：朝日を浴びる＆コップ1杯の水を飲む

自律神経は、体内時計に基づいて変動しています。朝起きてから日中は交感神経の働きが高まり、夕方から夜にかけて副交感神経の働きが高まるのが、健康な人の自律神経のリズムです。

そのためには、朝起きたとき、体内時計をリセットして、交感神経の働きを促すスイッチを入れる必要があります。

毎朝の体内時計のリセットが不充分だと、交感神経も副交感神経も低いまま日中を過ごすことになります。ボーッとしてやる気が起きず、仕事のパフォーマンスも低下してしまうでしょう。

体内時計をリセットさせる方法は簡単です。

朝起きたら、ベランダか外に出て、全身で朝日を浴びるようにしましょう。日当たりのいい家に住んでいる人なら、カーテンを開けて窓越しに浴びるだけでも大丈夫です。

朝日の強い光が目に入り込むと、目の奥の視交叉上核《しこうさじょうかく》という部位が反応し、体内時計がリセットされます。

じつはこの**「朝日を浴びる」という何気ないことが、睡眠の質の改善にもつながります。**

私たちが夜になると眠たくなるのは「メラトニン」というホルモンが分泌するからです。体内時計がリセットされると、メラトニンの生成がストップし、14~15時間後に再び分泌されるようにタイマーがセットされます。

朝日を浴びると、メラトニンの代わりに、幸せホルモンの「セロトニン」の分泌が増えてきます。自律神経は交感神経の働きが優位になっていき、健康な人ならば、日中はメンタルも安定してアクティブな活動ができます。

そして、起きてから14~15時間経つと、再びメラトニンの分泌が始まりますが、メラトニンはセロトニンを材料にして作られます。

つまり、**日中にセロトニンの分泌が少ない人は夜のメラトニンの分泌も少なくなるため、寝つきが悪くなってしまう**のです。

朝日を浴びるという簡単なことで体内時計がリセットされ、1日の自律神経のリズムが整いますので、ぜひ行ってみてください。

コップ1杯の水を飲んで腸を目覚めさせよう

朝日を浴びたら、朝食の前にコップ1杯の水を飲むようにしましょう。

冷水でも、常温の水でも、ぬるめの白湯でも構いません。一気に飲み干すようにしてください。

この習慣も簡単なのに効果てきめんです。

水が入った胃の重みで腸が刺激されるため、蠕動《ぜんどう》運動を活発にさせるスイッチになります。**腸に朝が来たことを教えてあげる**のです。

蠕動運動が活発になり、水分によって便が柔らかくなるため、便秘の解消にもなります。

また、蠕動運動は交感神経と副交感神経の両方の働きを活性化するため、自律神経の働きを総合的にアップさせることができます。

朝日を浴びたらコップ1杯の水を飲む。これなら簡単にルーティン化できるでしょう。

昼の習慣：タッピング＆長生き呼吸法

仕事でも家事でも、ストレスを感じないで日々を過ごしている人はいないでしょう。

生産性が求められる現代のビジネスパーソンは、ストレスを感じながらも、なんとか踏ん張っている人が多いと思います。

お金の悩み、家族や友人、職場での人間関係、親の介護、子どもの将来など、ストレスになる要素を挙げだしたらキリがありません。

さらに現在は、新型コロナウイルスに漠然とした不安感を覚えていたり、テレワークなどで生活スタイルが変化していたりと、知らず知らずのうちにストレスを抱えている人が増えていると思います。

ストレスは自律神経のバランスを崩すばかりか、「コルチゾール」というホルモンの分泌を促します。**コルチゾールの分泌が過剰になると、脳細胞が破壊される**ことがわかっており、その結果、うつなどのメンタルトラブルが発症しやすくなります。

しかし、ストレスの要因は自分の力でゼロにすることは不可能です。大切なのは、ストレスで乱されないように、自らの心、すなわち自律神経のバランスを整えることです。

副交感神経を高めるタッピング

仕事や人間関係でストレスを感じたときは、**「タッピング」をして自律神経を安定させましょう。**

タッピングとは、手の指で頭や手首をトントンと軽く叩いて、ツボを刺激するリラックス法です。

頭には副交感神経の働きを高めるツボがたくさんあります。両手の10本の指を使って、頭全体を30秒ほどトントンと叩くだけで、ストレスで乱れた自律神経のバランスを整えることができます。

手首にも副交感神経を高めるツボがあります。人差し指と中指を使って、手首から指3本分ほどヒジ側の部分を30秒ほど叩くと、イライラしたときに効果的です。

日中、ストレスにさらされたとき、タッピングのことを覚えていれば、ちょっとした「心のお守り」にもなります。ぜひ活用してみてください。

長生き呼吸法で「自律神経」と「腸活」をダブルで実現

デスクワーク中心で、長時間座ったままの姿勢でいることが多い人は、定期的に立ち上がって体を動かすことが大切です。座ったままの姿勢でいると、腸の蠕動運動が停滞してしまいます。

そこでオススメなのは**腸内環境と自律神経を同時に整える「長生き呼吸法」**です。

長生き呼吸法は、起立の姿勢で、両手で肋骨の下をつかみます。

6秒口から息を吐きながら、上体を前に倒します。それと同時に、両手に力を入れて、腸に刺激を与えます。

そして、3秒鼻から息を吸いながら、背中を反らしていきます。同時に腸に刺激を与えていた両手の力を緩めていきます。

これを1分間、行ってみてください。

ゆっくりと深い呼吸によって自律神経のバランスを整えて、かつ、腸へのマッサージをすることで腸の蠕動運動を活性化させます。

昼食後にダルさを感じる人にもオススメです。心身がリフレッシュします。

自律神経を安定させる「30秒タッピング」

頭のタッピング

両手の指先で、頭の前から後ろ、側頭部を30秒ほど軽く叩く。

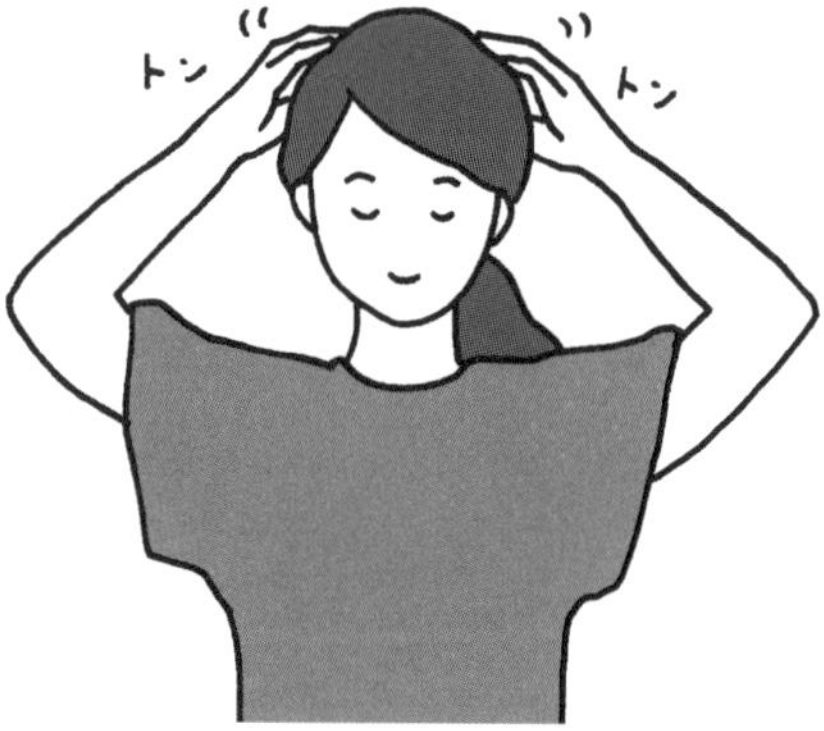

手首のタッピング

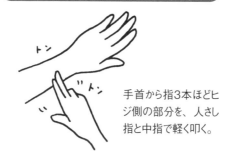

手首から指3本ほどヒジ側の部分を、人さし指と中指で軽く叩く。

自律神経を安定させる「長生き呼吸法」

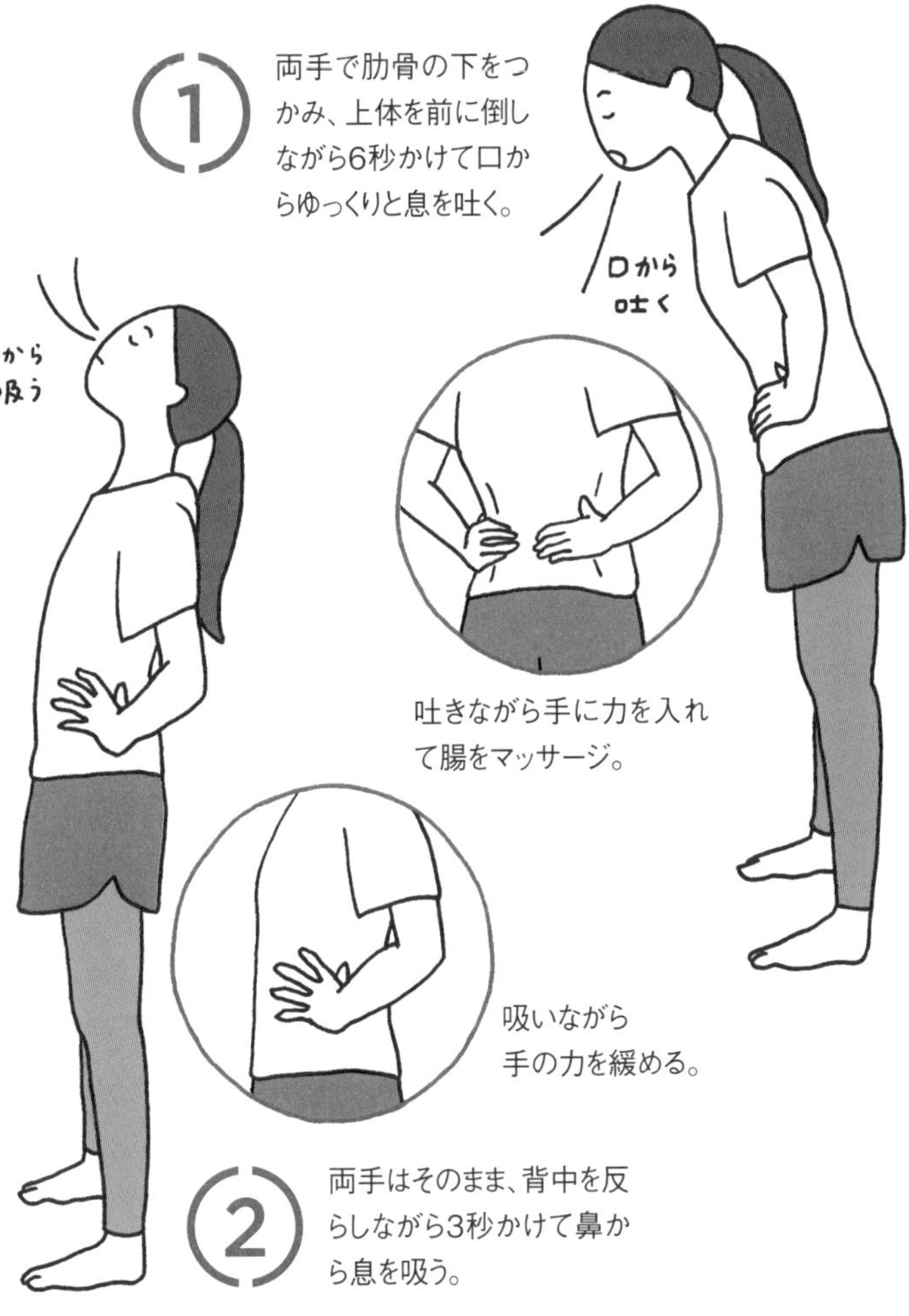

① 両手で肋骨の下をつかみ、上体を前に倒しながら6秒かけて口からゆっくりと息を吐く。

吐きながら手に力を入れて腸をマッサージ。

吸いながら
手の力を緩める。

② 両手はそのまま、背中を反らしながら3秒かけて鼻から息を吸う。

夜の習慣：睡眠の質を上げるための夜の過ごし方

夜は、「睡眠の質を上げる」ための習慣を身につけることが大切です。

睡眠は、体の細胞を修復して疲労回復したり、脳が記憶の整理をしてメンタルを整えたりするための重要な時間です。質のいい睡眠ができないと、自律神経のバランスは崩壊し、心身のパフォーマンスは必ず低下します。

厚生労働省の調査では、**日本人の5人に1人が慢性的な不眠に陥っている**というデータがあります。寝つきが悪い、途中で目覚める、寝ても疲れが残っている、といった質の悪い睡眠をしていると、心身のメンテナンスが不充分になり、いくら日中、自律神経を整えて頑張ろうとしても効果は期待できません。

睡眠の質が低下するのは、夜になっても交感神経が優位なままで、副交感神経の働きが弱いからです。

副交感神経の働きは、男性は30代、女性は40代から低下していきます。この世代以降は、夜、意識的に副交感神経を高める習慣を身につけていきましょう。

まず、**眠る3時間前には夕食を終える**ようにしてください。

噛んだり飲み込んだりする動きは交感神経が司っていて、消化や吸収は副交感神経が司っています。食事をしてから最低でも3時間は交感神経が優位になっているため、副交感神経を優位にしていくには寝る3時間前までに食べるのがベストです。

交感神経が高いまま眠ると、睡眠中の胃腸の動きが停滞し、胃もたれや食欲不振、便秘の原因にもなります。

深部体温を上げる入浴法

次に、入浴法についてです。**理想的な入浴は「39〜40℃のお湯に15分つかる」こと**です。全身の血流がアップし、副交感神経の働きを高めることができます。

この入浴法だと、適度に「深部体温を上げる」ことができます。眠りに入る際には、手足がポカポカするのを感じますが、それは「深部体温が下がり」、その分、手足の血流が増えて熱を放出しているからです。つまり、あらかじめ入浴によって深部体温を上げておくことが、スムーズに眠るためには重要になってきます。

お風呂の温度が42℃以上だと、交感神経が急激に上がり、また深部体温も上がりすぎてしまうので、体内に熱がこもって眠りづらくなります。

シャワーだけの場合は、副交感神経も深部体温も上がらないため、オススメできません。

3行日記で心のデトックスを

入浴後の過ごし方も需要です。この時間はブルーライトを浴びないようにしましょう。スマホやパソコン、蛍光灯などから発せられる光はブルーライトといって、昼間の光の波長をしています。そのため交感神経が高まってしまうのです。睡眠前は暖色系の光で過ごすことをオススメします。

そしてこの時間にぜひ、「3行日記」を書いてみてください。

3行日記とは、「今日いちばん、失敗したこと」「今日いちばん、感動したこと」「明日の目標」を、それぞれ1行だけの簡潔な文で書く日記です。

ストレスは、自分の中にため込むことがいちばん良くありません。一日の終わりにため込んでいたストレスや本音を書き出すことで、心がデトックスされ、思考は整理されていき、自律神経を整えることにつながっていきます。

これでもう、あなたは明日から、最高の体調で一日をスタートできるでしょう。

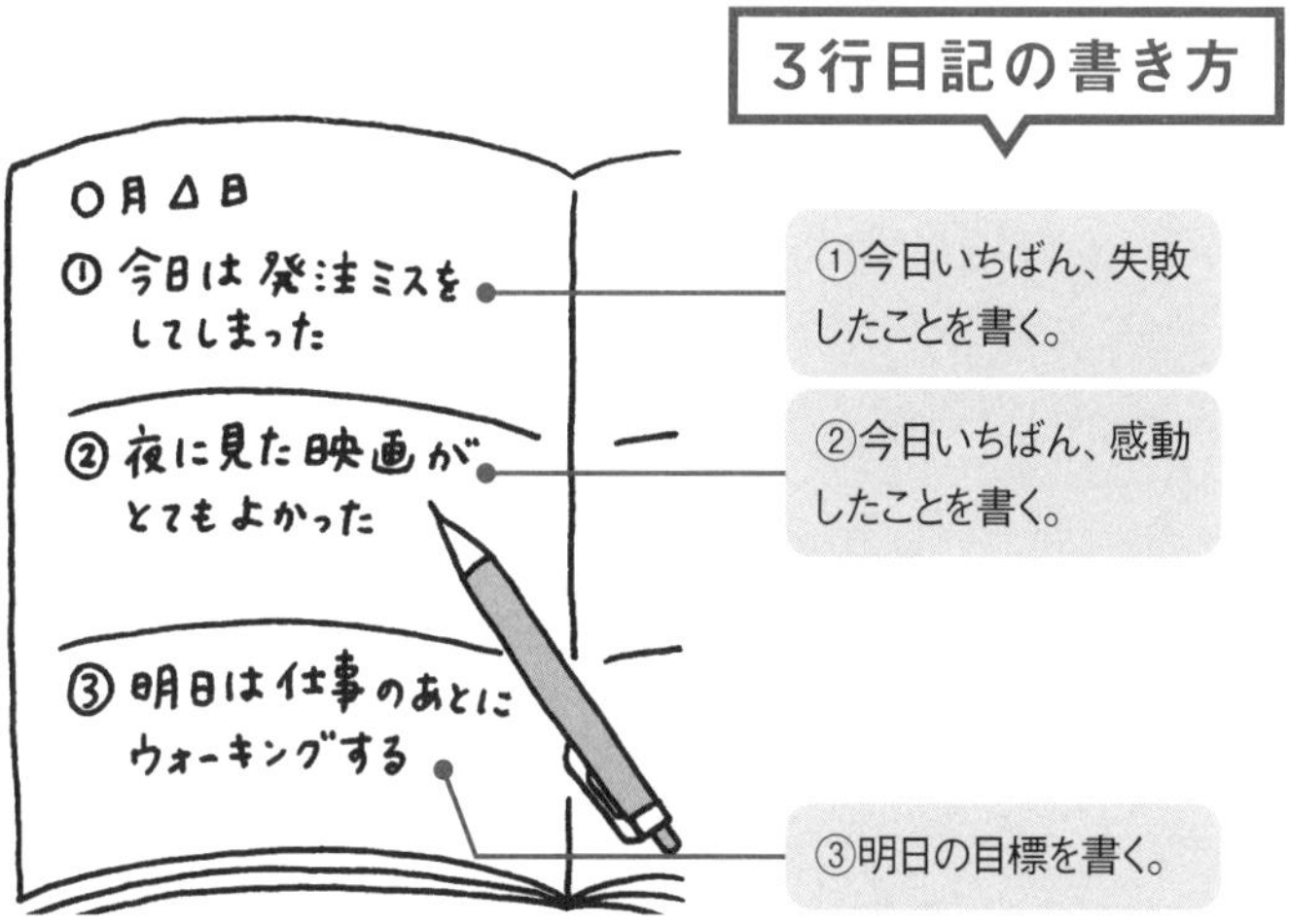
3行日記の書き方
○月△日
① 今日は発注ミスをしてしまった
② 夜に見た映画がとてもよかった
③ 明日は仕事のあとにウォーキングする
①今日いちばん、失敗したことを書く。
②今日いちばん、感動したことを書く。
③明日の目標を書く。

おわりに

この1年、私たちは新型コロナウイルス感染症の脅威にさらされ、毎日何事もなく健康に過ごすことの尊さを知りました。

感染拡大の報道が繰り返されるたびに、次は自分ではないかと不安な気持ちになり、長引く自粛生活で苛立《いらだ》ちや孤独を感じたのではないでしょうか。また経済状況の悪化や感染対策をしない人への怒りや憤りなどで、普段どおりのメンタルでいるのが難しかった人も多いかと思います。いま、私がもっとも心配しているのは、新型コロナウイルスそのものではなく、過剰におびえて「心を病んでしまうこと」です。

不安や苛立ち、怒りなどのネガティブな感情は、自律神経のバランスを乱してしまいます。とくに外出の機会が減っているいま、交感神経と副交感神経の働きにメリハリがなくなると、体の機能はどんどん弱ってしまいます。そして肺や腸の機能の衰えがさらに自律神経を乱し、負のスパイラルとなって免疫力を落としてしまうのです。

けれども、心の状態をコントロールすることは誰にだって難しいものです。

だからこそ、ぜひ、どこでも簡単にできる「肺活トレーニング」を毎日の習慣にしていただきたいと思います。


外出の機会が減ったことで、あなたの呼吸筋はガチガチに硬くなっている可能性が非常に高いです。不安になったり、怒ったりしてしまうのは、呼吸筋が動かずに知らず知らずのうちに浅い呼吸になっているからかもしれません。

呼吸筋を鍛えて、ゆっくりと深い呼吸ができるようになると、それだけで心は安心感に包まれます。こうしていま、生きていることの喜びを全身で感じられるはずです。

本書をきっかけに、あなたが肺活力を高めて、どんな病気にも負けない免疫力を手に入れることを願ってやみません。

「最高の体調」を引き出して、多くの困難を一緒に乗り越えていきましょう。

小林弘幸

最高の体調を引き出す
超肺活

発行日　2021年 3月29日　第1刷
発行日　2021年 6月 8日　第5刷

著者　小林弘幸
監修　末武信宏

本書プロジェクトチーム
編集統括　柿内尚文
編集担当　大住兼正
編集協力　オフィスAT、天野由衣子（コサエルワーク）
デザイン　小口翔平＋畑中茜（tobufune）
イラスト　平のゆきこ
撮影　長尾浩之
モデル　向井真衣子
校正　東京出版サービスセンター
DTP・図表作成　藤田ひかる（ユニオンワークス）

営業統括　丸山敏生
営業推進　増尾友裕、綱脇愛、大原桂子、桐山敦子、矢部愛、寺内未来子
販売促進　池田孝一郎、石井耕平、熊切絵理、菊山清佳、吉村寿美子、矢橋寛子、遠藤真知子、森田真紀、大村かおり、高垣知子、氏家和佳子
プロモーション　山田美恵、藤野茉友、林屋成一郎
講演・マネジメント事業　斎藤和佳、志水公美

編集　小林英史、舘瑞恵、栗田亘、村上芳子、菊地貴広
メディア開発　池田剛、中山景、中村悟志、長野太介、多湖元毅
管理部　八木宏之、早坂裕子、生越こずえ、名児耶美咲、金井昭彦
マネジメント　坂下毅
発行人　高橋克佳

発行所　株式会社アスコム

〒105-0003
東京都港区西新橋2-23-1　3東洋海事ビル
編集部　TEL：03-5425-6627
営業局　TEL：03-5425-6626　FAX：03-5425-6770

印刷・製本　中央精版印刷株式会社

Printed in Japan ISBN 978-4-7762-1123-5

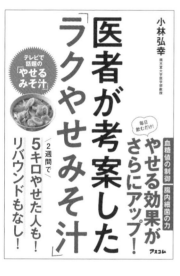